国务院侨务办公室立项
彭磷基人才培养改革基金资助

编 委 会

主　编　何扬子

副主编　胡　静　卿　鹏　林炎龙

编　委　李静铭　彭菊秀　胡天俊

何华香　丁红梅

中医保健书系

保健针灸学

主编 何扬子
副主编 胡静 卿鹏 林炎龙

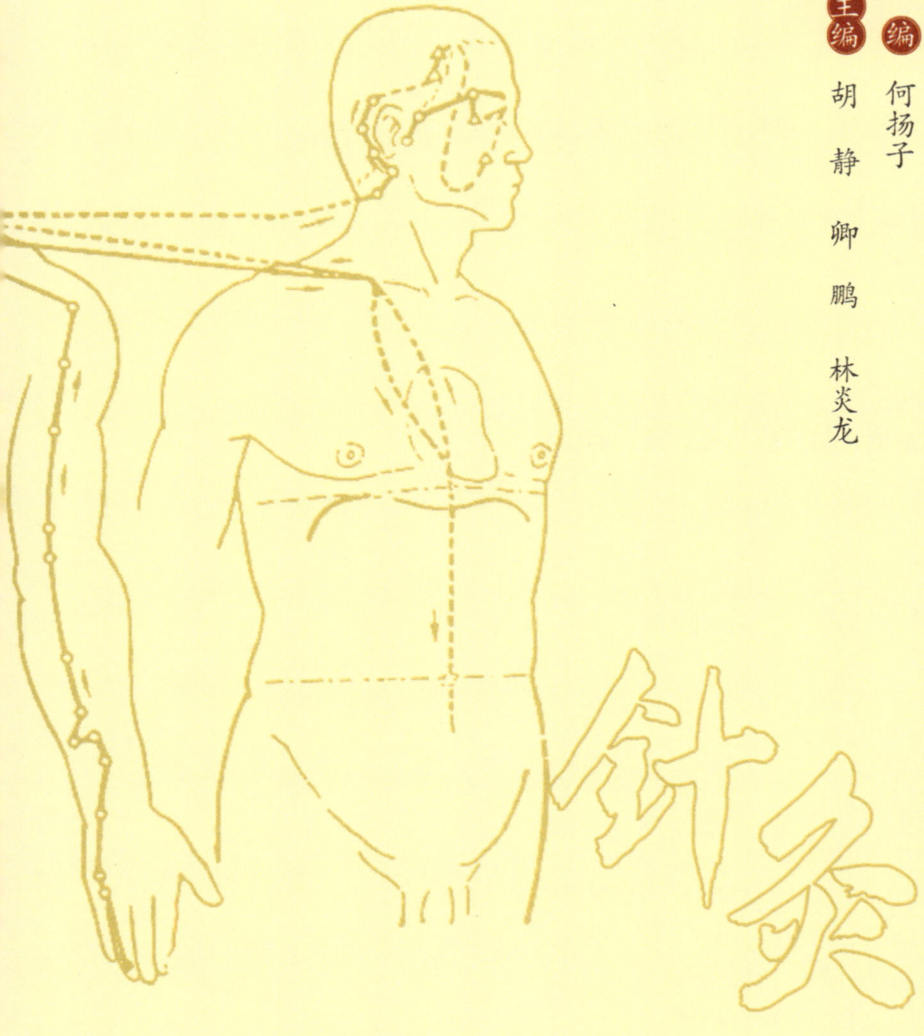

暨南大學出版社
JINAN UNIVERSITY PRESS
中国·广州

图书在版编目（CIP）数据

保健针灸学/何扬子主编；胡静，卿鹏，林炎龙副主编．—广州：暨南大学出版社，2017.2
（中医保健书系）
ISBN 978－7－5668－1912－3

Ⅰ.①保… Ⅱ.①何…②胡…③卿…④林… Ⅲ.①针灸学 Ⅳ.①R245

中国版本图书馆 CIP 数据核字（2016）第 190504 号

保健针灸学
BAOJIAN ZHENJIUXUE
主　编：何扬子　副主编：胡　静　卿　鹏　林炎龙

出 版 人：徐义雄
策划编辑：苏彩桃
责任编辑：黄　斯
责任校对：王莎莎
责任印制：汤慧君　周一丹

出版发行：暨南大学出版社（510630）
电　　话：总编室（8620）85221601
营销部（8620）85225284　85228291　85228292（邮购）
传　　真：（8620）85221583（办公室）　85223774（营销部）
网　　址：http：//www.jnupress.com　http：//press.jnu.edu.cn
排　　版：广州市天河星辰文化发展部照排中心
印　　刷：深圳市新联美术印刷有限公司
开　　本：787mm×1092mm　1/16
印　　张：11.5
字　　数：248 千
版　　次：2017 年 2 月第 1 版
印　　次：2017 年 2 月第 1 次
定　　价：68.00 元

前　言

针灸疗法是中国传统医学中的奇葩，历经千年的发展仍然在今天的临床中造福病患。针灸用于保健肇始于远古，在民间广为流传。作为当代大学生，了解本民族的传统医药瑰宝，并能够运用这些知识进行保健预防，实在是益处多多。

“保健针灸学”课程是为满足同学们了解针灸学知识并运用于自身和他人保健的需要而开设的。针灸学是中医学的一个重要学科，是我国劳动人民在长期的医疗和生活实践中的经验总结，几千年来它为中华民族的繁衍昌盛作出了重要贡献。近几十年来，针灸学的发展突飞猛进，已经走出国门，逐步为世界各国人民所接受和欢迎。

本课程是一门面向人文科学和自然科学各专业学生开设的通识教育课，适合各专业、各年级针灸爱好者学习，尤其适合医学、药学和生命科学类专业的学生选修。课程采用课堂讲授与操作示范相结合，配合多媒体教学手段，力求生动活泼，容易理解和记忆，并安排适当时间让学生动手操作和临床见习，使同学们初步掌握针灸保健的基础知识和操作方法，应用于自身保健和为周围亲戚朋友服务。

暨南大学第一临床医学院针灸学教研室从2006年在全国高校率先开设“保健针灸学”这门课程，至今走过了10年，每学年开两次课，选课的学生一直都非常踊跃，一般在开学前已经满额。授课的老师都是常年从事针灸临床和教学的资深老师，在暨南大学医学院和国际学院开设有面向针灸专业、中医专业、临床医学专业、口腔专业及MBBS等不同背景的针灸课程。

在历年的教学中，我们一直根据同学们的反馈，对教学大纲进行修订，调整教学内容，使之更适合学习和运用。因为参加选课的同学大多不是中医专业的，所以我们加入了中医体质的分辨和调护这部分内容。现在的医学健康理念强调心理健康的重要性，我们针对针灸疗法身心一体的理论基础和丰富的传统经验增加了具有中医针灸特色的保健内容。遇到复杂的疾病，必须向专业医生求助，因此我们将教学的重点放在简单症状的消除上，使同学们在日常生活中树立正确的健康观，方便解除轻微的症状。

2013年我们申请到“保健针灸学”网络优质示范课程项目，通过网络教学平台开展混合式学习，课堂教学中采用多媒体教学，通过静态和动态图像、电脑动画、真人示范视频等形象生动地展示枯燥难懂的中医针灸概念，直观显示经络的循行和腧穴的定位，易懂易记，深入脑海。课外开展学生基于网络教学平台学习资源的自主学习，弥补课堂教学中面对程度参差不齐学生和难以把握讲授深度的不足。通过网络资源的复习和扩展学习，同学们温习教师的讲课视频及相关教学资料，扩展知识面，完成课程作业和在讨论区提问、讨论。对有兴趣的内容深入了解，引发思考，深入研究，积累素材撰写课程论文。老师在平台上回答问题、批阅作业，增加课外辅导渠道。通过网络教学平台组织学生开展研究性、协作式、混合式的学习，培养学生的自主学习能力、创新能力和信息素养。课程建设取得良好成绩，被评为 AA 级课程，获得滚动资助，使课程进一步建设。课程的建设为教材的编写积累了丰富的素材，而教材的编写和出版又是课程建设的重要配套。

本教材由概论、保健针灸理论基础、保健针灸基本操作技术、保健针灸的应用 4 大板块组成。概论介绍针灸学的发展源流及其作用和特点。保健针灸理论基础介绍经络和腧穴基础知识，并将重点介绍 50 个常用保健腧穴。保健针灸基本操作技术介绍临床常用的毫针、三棱针、皮肤针等针法，以及灸法、拔罐法、刮痧疗法、耳穴贴压、经络腧穴按摩等操作方法。保健针灸应用方面首先介绍中医体质的针灸调理；在心理保健及针灸调理方面以失眠和竞技紧张综合征为主；脾胃保健方面介绍消化不良、胃痛和便秘的针灸调理；骨伤保健方面介绍颈椎病、肩周炎、落枕、急性腰扭伤、急性踝扭伤的针灸调理；五官保健方面介绍过敏性鼻炎、耳鸣耳聋、慢性咽喉炎、牙痛的针灸调理；针灸美容方面介绍痤疮、黄褐斑、单纯性肥胖症的针灸调理；还介绍了亚健康状态、慢性疲劳综合征的针灸调理，针灸戒烟、针灸抗衰老以及生活中常见的头痛、高热、晕厥、虚脱、中暑、痛经等急症的针灸应急处理。

《保健针灸学》是我们多年教学实践的结晶，是一本可以供同学们及各界针灸爱好者学习的通俗读本。

本教材的编写得到暨南大学中医学系首任主任、广东省名中医沈英森教授和暨南大学第一临床医学院针灸学教研室主任赵仓焕主任医师的指导，图片编辑处理得到暨南大学网络与教育技术中心副研究员林秀曼老师的指导，由梁大飞、利铸均、朱金蕊和王咏祈同学担任插图模特，在此我们表示衷心的感谢！

《保健针灸学》编委会

2016 年 6 月 10 日

目录

Contents

前　言　001

第一章　概　论　001

第一节　保健针灸学概述　001

一、针灸学　001

二、保健针灸学　001

第二节　保健针灸学发展源流　002

一、针灸学发展简史　002

二、保健针灸学的发展简史　005

三、逆针灸理论　008

四、保健针灸学发展前景　009

第三节　针灸的保健作用及特点　010

一、针灸的保健作用　010

二、针灸保健的特点　012

第四节　保健针灸学的内容和学习方法　012

一、保健针灸理论基础　012

二、保健针灸基本操作技术　013

三、保健针灸的应用　013

第二章　保健针灸理论基础　014

第一节　经络基础知识　014

一、经络学说　014

二、经络的命名　014

三、经络系统的组成　015

四、经络分解　016

第二节 腧穴基础知识 032
一、腧穴 032
二、腧穴的分类 032
三、腧穴的定位方法 032
四、腧穴分解 034

第三章 保健针灸基本操作技术 061
第一节 针法 061
一、针具 061
二、针刺前准备 062
三、毫针刺法 064
四、三棱针刺法 072
五、皮肤针刺法 074
第二节 灸法 075
一、灸法的概念 075
二、灸法的作用 075
三、施灸材料 076
四、灸法的分类和操作方法 076
五、灸法的保健作用及运用 080
六、灸法的注意事项 080
第三节 拔罐法 081
一、拔罐的保健作用 081
二、拔罐的适用范围 081
三、罐的种类 081
四、拔罐的吸附方法 082
五、拔罐的操作方法 083
六、起罐及拔罐注意事项 084
第四节 刮痧疗法 085
一、刮痧器具 085
二、刮痧疗法的作用 085
三、刮痧的操作方法 085
四、注意事项 086
第五节 耳穴贴压 086
一、耳穴的分布规律 088

二、常用耳穴的定位及保健作用 088
三、保健应用 091
四、操作方法 092
第六节 经络腧穴按摩 093
一、常用保健按摩手法 093
二、常用经络腧穴保健按摩法 096

第四章 保健针灸的应用 101
第一节 中医体质的针灸调理 101
一、中医体质的概念 101
二、中医体质的分类 102
三、各种病理体质的针灸调理 105
第二节 心理保健及针灸调理 108
一、中医学对心理保健的认识 108
二、失眠 109
三、竞技紧张综合征 110
第三节 脾胃保健及针灸调理 112
一、中医学对脾胃生理与病理的认识 112
二、消化不良 113
三、胃痛 115
四、便秘 116
第四节 骨伤病症的针灸调理 118
一、颈椎病 118
二、肩周炎 119
三、落枕 121
四、急性腰扭伤 122
五、急性踝扭伤 124
第五节 五官病症的针灸调理 126
一、过敏性鼻炎 126
二、耳鸣、耳聋 128
三、慢性咽喉炎 129
四、牙痛 131
第六节 针灸美容 132
一、针灸美容概论 132

二、痤疮 136
三、黄褐斑 137
四、单纯性肥胖 139
第七节 其他 141
一、亚健康状态 141
二、慢性疲劳综合征 143
三、针灸戒烟 144
四、针灸抗衰老 146
第八节 急症的针灸处理 147
一、头痛 147
二、高热 149
三、晕厥 150
四、虚脱 152
五、中暑 153
六、痛经 154

附录 十四经脉经穴图 157
1. 手太阴肺经 157
2. 手阳明大肠经 158
3. 足阳明胃经 159
4. 足太阴脾经 160
5. 手少阴心经 161
6. 手太阳小肠经 162
7. 足太阳膀胱经 163
8. 足少阴肾经 164
9. 手厥阴心包经 165
10. 手少阳三焦经 166
11. 足少阳胆经 167
12. 足厥阴肝经 168
13. 督脉 169
14. 任脉 170

第一章 概 论

第一节 保健针灸学概述

一 针灸学

针灸学是以中医理论为指导，研究应用针灸防治疾病的一门学科。针刺和艾灸是两种不同的治疗方法，为什么放在一起研究呢？因为这两种治疗方法都以中医理论为指导，通过腧穴—经络—脏腑起到防治疾病的作用，有共同的理论基础、作用途径和治疗机理，且临床上针刺和艾灸常配合使用，相得益彰，故一直放在一起研究和应用，合称为针灸学。

现在针灸学的治疗手段早已超出针刺和艾灸两种治疗方法，开创了很多以中医基础理论为指导，以腧穴、经络为作用途径的新疗法，大大发展和丰富了针灸治疗手段，如电针、耳穴贴压、穴位注射、穴位激光照射等。

针灸学是中医学的一个重要组成部分，已有几千年的历史，在临床应用上有很多独到之处，如适应病症广、疗效明显、操作简便、经济安全等，一直在我国医疗保健事业中发挥着巨大的作用，深受广大群众喜爱。

二 保健针灸学

保健针灸学就是研究针灸的保健作用，将针灸用于预防疾病、增进健康的一门学科。随着社会的发展和人民群众生活水平的提高，亚健康状态的人群日益增多，人们迫切需要了解和掌握针灸疗法的知识用于自身保健，因此催生出保健针灸学这门新学科。

保健针灸学主要研究内容包括：经络学说对保健的指导作用；常用保健腧穴的定位方法和保健作用，如足三里、三阴交、合谷、内关、关元、气海、百会、风池等穴位；常用保健针灸疗法的基础知识和操作方法，如经络穴位按摩、针刺、艾灸、耳穴贴压、拔火罐、皮肤针等；针灸的保健作用，如亚健康、慢性疲劳综合征、胃肠功能失调、肥胖症、睡眠与心理障碍的针灸保健，针灸美容以及急症的针灸应急处理等。

第二节 保健针灸学发展源流

一 针灸学发展简史

1. 针灸学的起源

古籍记载了一些关于针灸起源的传说，有的说是伏羲氏发明了针砭治病，有的说是黄帝创立了砭灸之法。这些传说提到的伏羲和黄帝，他们代表的都是原始氏族公社制度时期。

在旧石器时代，先民们就懂得了使用尖状器、刮削器之类的打制石器以刺破脓肿，排出脓血，使病痛缓解。随着经验的积累，石器刺病的应用范围逐渐扩大。到了新石器时代，由于掌握了磨制精巧石针的技术，遂产生了专门的医疗工具砭石，并且进一步发展了砭石的用途。

据记载：砭石治病，来源于我国东部沿海一带以渔业为主的民族；灸法，则来源于我国北部以畜牧为主的民族。北部地区风寒凛冽，先民们离不开烤火取暖，加上他们野居乳食的生活习惯，容易出现腹部寒痛、胀满等症状，非常适合热疗，因而经过长期经验积累，发明了灸法。

公元前21世纪，我国进入奴隶社会，直至公元前476年，经历了夏、商、西周、东周春秋时期等几个朝代。距今三千多年前，商代的甲骨文里就有关于针灸的象形文字。由于掌握了炼铜技术，开始出现金属医针，但砭石仍然是治病的主要工具。

2. 现存的针灸学典籍

战国时期开始出现有关针灸的学术著作。1973年在湖南长沙马王堆三号汉墓出土了大批医药帛书。据考证，这些帛书的编撰时间不同，最早的可能成书于春秋，而最晚的则是战国末年至秦汉之际的作品。与针灸有关的主要有《足臂十一脉灸经》与《阴阳十一脉灸经》，是迄今发现的最早的、较全面记载人体11条经脉循行路线及所主疾病的著作。

成书于秦汉时期的《黄帝内经》包括《灵枢》和《素问》。《灵枢》主要论述针灸理论，形成了完整的经络系统，即有十二经脉、十五络脉、十二经筋、十二经别以及与经脉系统相关的标本、根结、气街、四海等，并对腧穴、针灸方法、针刺适应病症和禁忌病症等也作了详细的论述，是针灸学术的第一次总结，奠定了针灸学基础理论，故《灵枢》又称为《针经》。

东汉、三国时期，许多著名医学家都很重视研究针灸，如杰出的医学家张仲景的《伤寒杂病论》中，多次用到了刺灸、烧针、温针等治法，注重针药结合，辨证施治。东汉末期的华佗，针灸取穴少而精，并且很注重针感的传导，著有《枕中灸刺经》，他创立的华佗夹脊穴至今仍在应用。

晋代的医学家皇甫谧总结晋以前的针灸经验，撰成《针灸甲乙经》。该书共收载349个穴位，分为12卷128篇，按照脏腑、气血、经络、腧穴、脉诊、刺针法和临床各科病针灸治疗的顺序编纂，是一部体系比较完整的针灸学著作，对后世针灸学术的发展影响巨大，是现存最早的针灸学专著。

晋代名医葛洪撰写的《肘后备急方》，收录针灸医方109条，其中灸方99条，且“灸但言其分寸，不名孔穴，凡人览之，可了其所用”，方便患者使用。书中还记述针灸急救方法，如用指甲掐压患者唇上的人中穴或者灸唇下的承浆穴，抢救突然昏迷的病人。

3. 最早的针灸教学和考试工具

北宋针灸学家王惟一，在官方支持下，重新考订腧穴的位置及所属经脉，增补了腧穴的主治病症，于1026年撰成《铜人腧穴针灸图经》，确定了354个腧穴，并将全书刻于石碑，由官方颁立，供学习者参抄拓印。次年，王惟一设计的两具针灸铜人制作完成，外刻经络腧穴，内置脏腑，作为针灸教学的直观教具和考试的工具，促进了经络腧穴理论知识的统一。

4. 针灸学的鼎盛和衰落

明代是针灸发展较为活跃的时期，出现了许多学术流派和争鸣，创立了丰富的针刺手法，将没有归经的穴位进行归纳而形成“奇穴”。徐凤的《针灸大全》对针刺手法进行了收集和评述。汪机的《针灸问对》则对针灸学术问题设立了八十多条问答，是一部有关学术争鸣的著作。杨继洲的《针灸大成》可谓是继《针灸甲乙经》后对针灸学的第三次总结，他在家传的《卫生针灸玄机秘要》的基础上，汇编历代诸家针灸学术观点、实践经验，是后世学习、研究针灸的重要参考文献。

清代统治者以“针刺火灸，究非奉君所宜”的荒诞理由，于1822年废除了太医院的针灸科。鸦片战争失败以后，帝国主义入侵，在各地设立教会医院和西医学院校，西医得到较快发展，中医受到很大冲击。民国时期竟有人提出废除中医的议案。然而，由于中医针灸疗法的经济、方便和具有良好的疗效，深受广大群众的喜爱，因此，针灸依然在民间得到广泛的推广及应用。同时以承淡安等为代表的一大批有识之士，创办针灸学社、学校，培养针灸人才，为保护和发扬针灸作出了一定的贡献。

5. 针灸学的新生

新中国成立以来，针灸学得到重视。1951年7月，卫生部直属的针灸疗法实验所成立，1955年成为中医研究院，设置针灸研究所。一些省、市、自治区陆续建立中医药研究机构，设置针灸研究室、研究所。在认真继承发掘古代针灸学术的基础上，应用现代科学的知识和方法进行研究，是我国现代针灸研究的特点。20 世纪 50 年代前期，主要是整理针灸学基础知识，观察针灸适应证，用现代论著方法阐述针灸学术体系。

当前，我国的针灸研究成就，包括对古代遗产的整理发掘、临床的推广应用以及基础理论研究，都居于国际前列。针灸的研究也从单一的文献整理发展到对其治病的临床疗效进行系统的观察，结合现代科学技术进行针灸治疗机理的探讨，取得了可喜的成就。

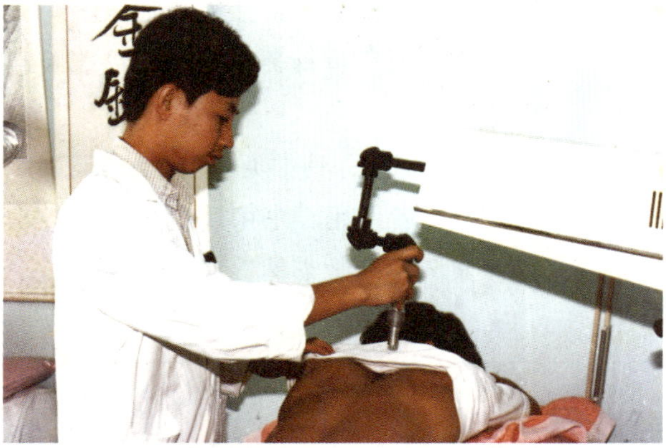

图 1－1　穴位激光照射

全国中医院均设有针灸科，不少综合医院也开设针灸科，广泛开展针灸临床实践。现代针灸临床主要进行两方面工作，一是对传统的适应病症进行大样本验证观察，以确定针灸的实际效果；二是对现代概念上的病症进行探索治疗，以拓展针灸治疗的领域。通过大量临床研究表明，用针灸治疗过的病症已超过 300 种，对其中 200 种左右的病症，针灸有较确切的防治效果。

针灸界同仁在继承传统针灸理论的基础上，结合现代科学技术，对各种针灸治疗方法进行了大量的临床观察与实验研究，创造了许多新的疗法，如电针、穴位注射、穴位激光照射、穴位磁疗、穴位电刺激、穴位超声波刺激、穴位微波照射、耳针、头皮针、腕踝针、腹针、浮针等。通过总结临床经验和科研成果，出版了大量针灸学术专著和论文，成立了中国针灸学会，学术交流十分活跃。目前有《中国针灸》《针刺研究》《上海针灸杂志》《针灸临床杂志》《世界针灸杂志》等多种学术期刊。

6. 针灸的国际交流

公元 6 世纪时针灸传到朝鲜半岛。梁武帝在 541 年派医师和工匠赴百济，新罗王朝在 693 年设针博士，教授针生。针灸传到日本也是在 6 世纪，552 年我国以《针经》赠日本钦明天皇，562 年吴人知聪携《明堂图》等医书赴日，7 世纪时日本多次派人来我国学医，702 年日本颁布大宝律令，仿唐朝的医学教育制度，设置针灸专业。我国针灸传到朝鲜和日本以后，一直被作为其传统医学的重要组成部分，流传至今。

随着中外文化的不断交流，针灸也传到东南亚及次印度大陆，6 世纪时敦煌人米云曾将华佗治病方术介绍给印度北部的岛场国。14 世纪时针灸医师邹庚到越南为诸王侯治病，被誉为神医。针灸于 16 世纪传到欧洲，此后从事针灸者逐渐增多，法国是 20 世纪欧洲传播针灸学术较早的国家。

新中国成立以来，扩大了我国针灸学术对国际的影响，加快了对外传播。20 世纪 50 年代曾帮助苏联和东欧国家的一些医师学习针灸。1975 年以来，应世界卫生组织的要求，在北京、上海、南京举办国际针灸班，为许多国家培训针灸人才。

世界上已有一百二十多个国家和地区有了掌握针灸术的医务人员，有些国家还开展了针灸教学和科学研究，取得不少成绩。1980 年，世界卫生组织列出 43 种疾病，建议各国采用针灸治疗。

表 1－1 世界卫生组织推荐用针灸治疗的 43 种病症

上呼吸道疾病	1. 急性鼻窦炎 2. 急性鼻炎 3. 感冒 4. 急性扁桃体炎
呼吸系统疾病	5. 急性气管炎 6. 支气管气喘（对儿童和单纯性患者效果最佳）
眼科疾病	7. 急性结膜炎 8. 中心性视网膜炎 9. 近视（儿童） 10. 单纯性白内障
口腔科疾病	11. 牙痛 12. 拔牙后疼痛 13. 牙龈炎 14. 急、慢性咽炎
胃肠系统疾病	15. 食道、贲门痉挛 16. 呃逆 17. 胃下垂 18. 急、慢性胃炎 19. 胃酸过多 20. 慢性十二指肠溃疡（缓解疼痛） 21. 单纯性急性十二指肠溃疡 22. 急、慢性结肠炎 23. 急性菌痢 24. 便秘 25. 腹泻 26. 肠麻痹
神经、肌肉、骨骼疾病	27. 头痛 28. 偏头痛 29. 三叉神经痛 30. 面神经麻痹 31. 中风后的轻度瘫痪 32. 周围性神经疾患 33. 小儿脊髓灰质炎后遗症 34. 美尼尔氏综合征 35. 神经性膀胱功能失调 36. 遗尿 37. 肋间神经痛 38. 颈臂综合征 39. 肩凝症 40. 网球肘 41. 坐骨神经痛 42. 腰痛 43. 骨关节炎

1979 年 WHO 刊物《世界卫生》发表针灸专刊。1986 年《世界卫生组织纪事》发表“针灸在现代保健中的应用”的社论，建议各国积极发展针灸工作。1996 年 WHO 又在意大利米兰提出 63 种针灸治疗适应病症。2010 年 11 月 16 日联合国教科文组织正式将中医针灸列入《人类非物质文化遗产代表作名录》。

二 保健针灸学的发展简史

针灸的养生保健应用可以追溯到古代，施用针灸以利健康长寿，被视为健身长寿的一大秘诀。历代医学典籍均有记载。《黄帝内经》中记载了许多针灸保健防病的方法，开创了针灸保健防病之先河。《灵枢·逆顺》云：“上工刺其未生者也……上工治未病，不治已病”，充分体现了中医防重于治的思想。《素问·刺热论》进一步解释治未病的含义时举例：“肝热病者，左颊先赤。心热病者，颜先赤。脾热病者，鼻先赤。肺热病者，右颊先赤。肾热病者，颐先赤。病虽未发，见赤色者刺之，名曰治未病。”《素问·骨空论》记载：“犬所啮之处灸三壮，即以犬伤法灸之。”外伤施用直接灸法处理伤口是《黄帝内经》的首创，它对于预防感染和狂犬病有着积极的作用。《素问·疟论》中也有：“夫疟之未发也，阴未并阳，阳未并阴，因而调之，真气得安，邪气乃亡，故工不能治其已发”，为针灸保健防病奠定了理论基础。

东汉时期，张仲景也重视针灸保健防病。《金匮要略》首篇《脏腑经络先后病脉证第一》就指出："若人能养慎，不令邪风干忤经络；适中经络，未流传脏腑，即医治之。四肢才觉重滞，即导引、吐纳、针灸、膏摩，勿令九窍闭塞……"

晋唐时期针灸保健防病得到较大发展，特别是艾灸广泛地用于预防，对后世产生深远的影响。晋代葛洪《肘后备急方·卷二》记载"断温病令不相染……密以艾灸病人床四角，各一壮"，烧艾进行烟熏消毒空气，防止急性传染病的传染，这是有一定科学道理的。现代药理实验证明，艾烟和艾叶的浸剂、煎剂都有杀灭细菌、病毒的作用，而且是广谱抗菌的。葛洪的妻子鲍姑擅长灸法治病，是我国第一位女灸疗家。鲍姑没有留下著述，她的灸法经验，可能融汇到葛洪的《肘后备急方》，现在广州三元宫有鲍姑殿、鲍姑亭、鲍姑井等建筑物纪念这位深受岭南人民爱戴的女针灸学家。传说鲍姑精于灸法，因地制宜，就地取材，采用广州越秀山下漫山遍野生长的红脚艾，灸疗赘瘤、赘疣等疾病，治好无数患者。据《羊城古钞》载："每赘疣，灸之一炷，当即愈，不独愈病，且兼获美艳。"这是较早的关于针灸美容的记载。

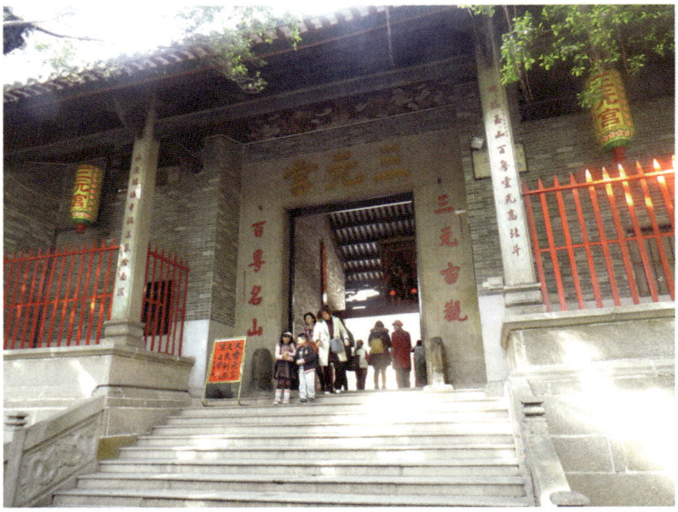

图 1-2　广州三元宫

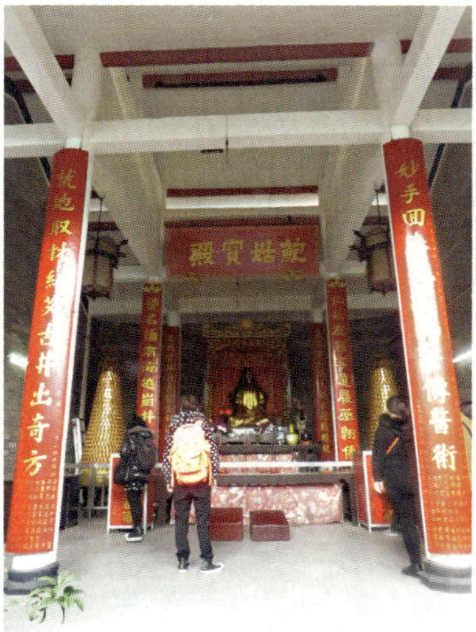

图 1-3　三元宫中的鲍姑殿

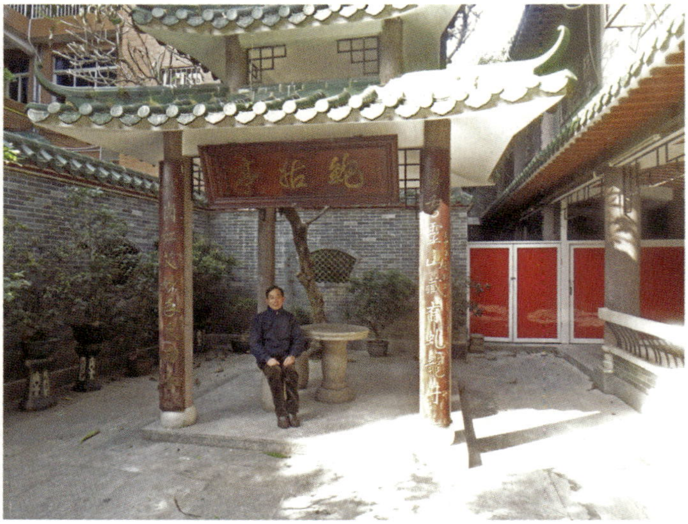

图 1-4　三元宫中的鲍姑亭

唐代孙思邈在《千金要方》记载“凡入吴蜀地游宦，体上常须两三处灸之，勿令疮暂瘥，则瘴疠温疟毒气不能着人也”，这种保健灸法可提高人体的免疫力，因此能预防各种传染病。另外《千金要方》提到灸膏肓穴可以达到保健增寿的效果：“此灸讫，能令人阳气康盛。”《千金要方》中还提到“惟风宜防耳，针耳前动脉及风府神良”的刺法预防中风。

唐代王焘在《外台秘要》中十分推崇足三里穴的保健作用，指出“三里养先后天之气”，灸三里可使元气不衰，故称长寿之灸。还说：“人年三十已上，若不灸三里，令人气上眼暗。”可见针灸足三里穴有预防衰老的作用。

据《旧唐书》记载，柳公度八十多岁仍步履轻健，颜如童子，有人问其缘由，他回答道：“气海常温耳。”就是说经常在气海穴施用艾灸。

宋代王执中在《针灸资生经》中倡导保健灸，指出：“气海者，元气之海也。人以元气为本，元气不伤，虽疾不害；一伤元气，无疾而死矣。宜频灸此穴，以壮元阳，若必待疾作而后灸，恐失之晚矣。”

宋代窦材的《扁鹊心书》对保健灸法更是推崇备至，明确指出：“人至晚年，阳气衰……人于无病时，常灸关元、气海、命关、中脘……虽未得长生，亦可保全百余年寿矣。”更提出“人至三十，可三年一灸脐下三百壮；五十，可二年一灸脐下三百壮；六十，可一年一灸脐下三百壮”。并有歌诀云：“一年辛苦惟三百，灸取关元功力多，健体轻身无病患，彭祖寿算更如何。”

南宋张杲的《医说》也指出“若要安，三里莫要干”“患风疾人，宜灸三里者，五脏六腑之沟渠也，常欲宣通，即无风疾”。“三里”特指足三里穴，在足三里穴施用化脓灸疗法以保健防病。经常施灸，会有灸疮，故称“三里莫要干”“三里常不干”。

明代杨继洲在《针灸大成》中记载：“但未中风时，一两月前，或三四个月前，不时足胫上发酸重麻，良久方解，此将中风之候也，便宜急灸三里、绝骨四处，各三壮。”

我国近代医家对保健灸法也极其重视。如承淡安所编辑的《针灸杂志》中记载“仙传寿灸法”，以涌泉穴每月初一起灸到初七止，每日卯时（上午5—7时）灸到辰时（上午7—9时）。艾灸时，艾团大小如莲子，均灸至知痛则止。每逢初一，每足灸26壮，初二至初七各灸7壮。

田从豁、臧俊岐编著的《中国灸法集粹》一书中，将传统保健灸法汇集为9类：神阙灸、足三里灸、气海灸、关元灸、大椎灸、风门灸、身柱灸、膏肓灸和涌泉灸，每类中均详细列出适应证和灸法具体操作，可供广大群众自学施灸。

靳瑞、刘炳权编著的《保健灸法》专论保健灸法，其中分列了小儿、青年、中老年、妇女的保健灸法，并论述了足三里在保健灸中的作用，介绍了俞募配穴、按时施灸的方法。

三 逆针灸理论

晋代《范汪方》首先提出针灸保健防病的“逆灸”概念。《范汪方》是东晋时范汪集前人经验和自己的体会撰写而成，该书现已佚失，其佚文散见于《外台秘要》《医心方》等。《医心方·卷第十一·治霍乱方第一》中记载：“今按《范汪方》：凡得霍乱，灸之或时虽未瘥，终无死忧，不可不逆灸。”逆灸，即未病先防的预防性灸治。隋代巢元方《诸病源候论》卷四十五提到“河洛间土地多寒，儿喜病痉，其俗生儿三日，喜逆灸以防之。又灸颊以防噤”。通过逆灸新生儿神阙和地仓穴来预防新生儿破伤风。

明代高武《针灸聚英》在解释“逆针灸”的针灸保健思想时说：“无病而先针灸曰逆。逆，未至而迎之也。”是指在机体健康无病、疾病发生之前或疾病轻浅之时，预先应用针灸来激发经络之气，增强机体的抗病与应变能力，从而促进健康、强壮延年、防止疾病的发生，减轻随后疾病损害程度。采用“逆针灸”的目的就是最大限度地激发机体内在调衡阴阳的潜力，去应对内外各因素的影响和干扰，保持机体内环境的稳态，预防疾病并保持健康。

“逆针灸”强调在机体健康无病、疾病发生之前或疾病轻浅之时介入针灸方法，以促进健康、强壮延年、防止疾病的发生发展，而并非针对已有疾病的治疗，因此“逆针灸”与其他治疗方法不同，在应用上有以下一些特点：

（1）普遍性预防保健：指健康人平常用针灸防病强身，益寿延年。如宋代窦材指出，“于无病时，常灸关元、气海、命关、中脘”等穴，可以壮阳助元，抗老健身。保健针灸，不仅要做到在无病时先预防疾病，而且应着重在青壮年未衰老时先预防衰老。

（2）特定性预防保健：指当健康人受到病菌传染或感染威胁时，及时用针灸加以预防。一种是针对所处的传染环境，如在传染病流行区预防；一种则是针对传染或感染之源，用针灸之法消除隐患，杜绝病症。

（3）疾病早期防治：在病症早期，当显露某种先兆时，即用针灸预防。如《千金翼方》中提到“凡卒患腰肿，跗骨肿，痈疽疖肿，风游毒热肿，此等诸疾，但初觉有异，即急灸之，立愈”。实际上早期针灸治疗不仅适用于这类急性病症，而且也可有效地阻止多种慢性病及疑难杂症的发生和发展。

（4）疾病缓解期防治：不少病症，具有时作时止的特点。在发作间歇期针灸，亦有明显预防效果。对此，早在《黄帝内经》中就有“凡治疟，先发如食顷乃可以治，过之则失时也”的记载，现在针灸在疾病缓解期治疗有更多的临床应用。如支气管炎、哮喘等症，采用冬病夏治之法，进行三伏天灸，效果良好。

（5）毒副作用的防治：针对某些药物的毒副作用或不良反应，可在使用前进行针灸预防。如肿瘤放疗、化疗可引起疲劳、失眠、食欲不振、脱发、呃逆等毒副作用，如配合针灸可减轻或消除这些毒副作用。

四 保健针灸学发展前景

把针灸用作增强体质、预防疾病、延年益寿的保健手段在中国已有几千年的历史。运用针灸养生健身，不仅可弥补其他保健方法之不足，而且具有简便易行、费用低廉、效果确实、无毒副作用等优点，故从古到今，深受人民群众的欢迎。

今天，在医学回归自然的发展趋向下，针灸保健更加引起针灸界的重视，积累了很多的经验，开展了针灸减肥、美容、戒烟、治疗亚健康、改善睡眠、抗衰老等临床和机理的研究，取得不少成果。如在流感、流脑、禽流感、非典流行期间，通过针灸肺俞、膏肓、气海、足三里等穴位，提高机体免疫力，防病保健。针灸预防竞技综合征，是近年提出的一种新探索，特别是其中的考场综合征，针灸预防有较为明显的效果。

现代医学一般将预防分为三级：一级预防，又称病因学预防，它主要针对发病前期，用增进健康和特殊防护措施，使之不生病；二级预防，又称发病学预防，在发病时早发现、早诊断、早治疗，控制疾病的发展和恶化，防止复发或变为慢性；三级预防，又称康复预防，主要针对发病之后，用康复措施使之病而不残，残而不废。针灸疗法对这三级预防均有效。

近百年来，预防医学经历了两次变革。第一次发生在 19 世纪下半叶到 20 世纪上半叶，其主要对象是急、慢性传染病；从 20 世纪下半叶开始，进入了第二次变革，其主要对象已转变为心脑血管疾病、肿瘤及意外死亡等主要威胁人类的病症和因素。目前人们已经认识到，一切疾病都是整体的病，它是机体在内外环境刺激下，破坏机体内部及其与环境的平衡的结果。针灸最根本的作用就是对人体起到良性双向调节，从整体上调整人体生理功能。因此，针灸预防既可应用于急性传染性疾病，也可应用于心脑血管等慢性疾病，还能在一定程度上满足现代人提高生命质量、延年益寿的愿望，其广泛的预防保健作用，是其他中西医疗法难以比拟的。

针灸这一传统手段，只要正确操作，便没有毒副作用。针灸器械简单，价格低廉，加之方法简便，不仅能作为医生的一种预防手段，而且可供一般群众自行操作，用以预防保健。它既能在短时间内进行应急预防，又可作为长达几年、十几年，甚至几十年的长期预防保健之用。因此，针灸保健具有广泛的应用前景。

第三节　针灸的保健作用及特点

一　针灸的保健作用

临床实践证明针灸的确对人体有保健养生价值，很多现代研究也揭示针灸增进健康的作用。归纳起来，针灸有八大保健作用。

1. 调节免疫功能，增强抗病能力

疾病的发生、发展和痊愈与人体免疫功能有很大关系。针灸能调节人体免疫功能，使各种原因所致的免疫功能异常者恢复正常。以对免疫物质影响为例，研究发现针灸可以调节体液免疫如血清补体、溶菌酶、免疫球蛋白、调理素、干扰素等非特异性免疫物质。特别是针灸能使体弱者降低的抗体重现，效价增高，这些都为针灸防病，特别是预防传染性疾病提供了科学依据。近年来老年医学研究发现，针灸对细胞免疫和体液免疫的调整，主要在于提高整个机体的免疫能力，从而使人们在步入老年时所出现的免疫功能下降的情况得到改善。

2. 调节心脑功能，预防心脑疾病

针灸具有调整心血管功能的作用，针灸可以降低血脂、调整血压，改善血液流变学和血流动力学、扩张血管等，达到预防心脑血管疾病的目的。针灸能使血流速度加快，并能改变血液高凝、黏、浓、聚的状态，从而促进血液循环。针灸能改善微循环和脑循环，据研究，针灸后有毛细血管口径增宽、毛细血管血液充盈情况好转、红细胞积聚现象消失等变化。针灸能降低外周阻力，改善心脏功能，扩张小血管管径，降低血流阻力。

3. 增进消化功能，改善营养状况

大量临床观察和实验研究显示，针灸对消化系统的功能具有良好的全面调节作用，表现在对唾液的分泌、食管的运动及胃、肝、胆、胰、肠等功能活动均有调节作用。

4. 延缓衰老过程，减少老年疾病

现代实验研究证实，艾灸有利于预防动脉粥样硬化，提高老年人的细胞免疫功能，预防老人因免疫功能减退所引起的感染、恶性肿瘤及自身免疫性疾病。还有一些研究显示，针灸可以改善老年人的味觉障碍，增进食欲，调整老年体内微量元素的吸收。这些有助于达到延年益寿的效果。

5. 改善睡眠质量，稳定心理状态

近年来，由于生活节奏明显加快，工作竞争激烈，家庭不稳定因素增多，使得人们长期处于焦虑不安、苦闷烦恼等状态之中，精神负担过重，大脑处于紧张和过度疲劳状态。久而久之，大脑皮层的兴奋和抑制功能失调，从而导致失眠。失眠现已成为一种常见的疾病。针灸疗法在目前失眠治疗方案中疗效较好，无毒性，副作用少，且不导致成瘾性，特别对原发性失眠症疗效尤佳。

6. 保持大便通畅，有利毒素排出

便秘指大便秘结不通，排便间隔时间延长，两天以上不能自解，或排便间隔虽不延长，但大便干燥，排便困难。便秘可作为并发症见于各种疾病，也可单独出现，常见于女性和中老年人。便秘使肠道里的毒素不能尽快排出体外，对人体造成不少危害。针灸通过经络系统调整全身状况，调节支配胃肠的植物神经系统功能，从而调整胃肠功能，促进胃肠运动和分泌等。因此，运用针灸治疗便秘，是一种简便易行的有效方法。针灸治疗便秘往往一次就可见效，几次就能形成正常的排便习惯。

7. 减肥强肌健体，保持合适形体

针灸减肥是通过刺激经络腧穴来调整下丘脑—垂体—肾上腺皮质和交感—肾上腺髓质两大系统功能，提高基础代谢率，从而促进脂肪代谢，产热增加，使积存的脂肪消耗，进而调整、完善、修复人体自身平衡。针灸减肥能有效调节脂质的代谢过程。肥胖症患者的身体中过氧化脂质高于正常值，针灸可使人体中过氧化脂质含量下降，加速脂肪的新陈代谢，从而达到减肥目的。针灸可纠正肥胖者异常食欲，通过对神经系统的调节，抑制胃酸分泌过多。针灸之后，胃的排空减慢，从而使食欲恢复正常。针灸还能有效调节内分泌功能，使内分泌紊乱得以纠正，加速脂肪的新陈代谢，因此达到减肥目的。

8. 驻颜养颜美容，消除损美病症

针灸通过在穴位上针刺、艾灸等方法，疏通经络，调和阴阳，使人体气血通畅，脏腑功能协调，从而消除或减轻影响容貌的疾患，进而达到强身健体、美容养颜和延缓衰老的目的。针灸美容有其科学依据。针灸有扩张血管的作用，可改善颜面局部血液循环，促进表皮细胞的新陈代谢，增强皮肤的弹性。针灸通过调节内分泌的功能，对治疗黄褐斑、肥胖症、痤疮等内分泌失调疾病有较好疗效，从而美化容貌。针灸具有双向调节作用，使人体各系统处于较佳状态，如改善消化功能使人体得到更多营养物质，改善睡眠使人体得到充分休息，也间接起到美容作用。针灸还可通过调节机体免疫功能，提高人体自身的抵抗力及身体素质，减少疾病，减缓衰老，达到驻颜益寿的效果。

二 针灸保健的特点

1. 双向调节

针灸保健的特点是具有良性双向调节作用，在同一个穴位上施治，既可治便秘，又可治腹泻；对血压高的人有降压作用，而对血压低的人又表现为升压作用。在人体处于不同机能状态时，针灸产生的影响不同。当针灸消除正常人机体疲劳时，可伴血浆球蛋白下降、白蛋白上升。对处于感染或传染威胁的健康人体或动物，针刺可使末梢循环中的白细胞总数一时性增高，核左移，吞噬活动增强，特异和非特异性免疫物质含量增高，从而增强抵抗感染的能力。可见，针灸能根据受针者的精神状态、营养状况及体质强弱的不同进行针对性的调节，从而产生较好的预防保健效果。

2. 整体调理

针灸保健的第二个特点是对人体的整体调理。人体是个有机的整体，各系统各器官在生理上是互相配合，在病理上则会互相影响。针灸的保健作用对人体是整体的调养，如针灸足三里穴，不但能调养消化功能，改善营养状况，又能改善睡眠，保持良好的心理状态，还能调节免疫功能，增强抗病能力。因此针灸对人体的保健效益是多方面的、综合的和整体的。

3. 防治结合

在人体处于未病状态时，施以针灸可以激发身体抵抗力来防病；已患病但尚处于初期阶段者，针对性地施以针灸，可以促使疾病尽早痊愈，防止发生变症。临床针灸健身的更多形式，则是防治结合，即在治病过程中，虽施术于局部，但着眼于整体调节，既针对局部病症，又调整全身功能，在治病的同时激发身体的抵抗力，增强体质，减少并发症和后遗症，防止疾病的复发，从而达到防病目的。

第四节 保健针灸学的内容和学习方法

保健针灸学的内容分为三个部分：保健针灸理论基础、保健针灸基本操作技术和保健针灸的应用。不同的内容应采用不同的学习方法。

一 保健针灸理论基础

针灸理论包括经络基础知识和腧穴基础知识，应着重领会其基本概念，如经脉、络脉、经络现象、经络学说、经络系统、腧穴、经穴、特定穴等的确切含义。在理解的基础上熟悉经络的生理功能以及在临床的应用，还有腧穴的分类和定位方法。

二 保健针灸基本操作技术

针灸技术包括毫针刺法、灸法、拔罐法、耳穴贴压、皮肤针刺法和经络腧穴按摩等针灸操作方法。首先要理解各种操作的意义和要求，如进针的要领在于准确刺进腧穴的预定方向、角度和深度而没有疼痛，这就需要操作者的腕力、指力能很好地作用到针尖，刺手和押手的配合，根据腧穴所在部位和毫针的长短和粗细选择恰当的进针法。在领会操作要求的基础上，需要动手练习，先练腕力、指力，接着练运针的灵活性，熟练后在自己身上试针，先试短针直刺，不痛后再试稍长一些的毫针，以及斜刺和平刺，体会各种进针法中刺手、押手的配合，熟能生巧。其他诸如皮肤针刺法、灸法、拔罐法、耳穴贴压、经络腧穴按摩也都要经过反复练习，才能逐渐掌握其操作的要领，最后达到得心应手。

三 保健针灸的应用

针灸应用是针灸学在保健中的实际应用，如针灸保健改善体质、亚健康的针灸防治、针灸减肥、针灸美容、胃肠功能失调的针灸保健、睡眠与心理障碍的针灸保健、急症的针灸应急处理等。在学习每一种应用时顺便复习所涉及的穴位，如足三里、三阴交、合谷、内关、关元、气海、百会、风池等。学习方法是熟悉各种保健方法的治疗原则、处方配穴以及温习熟悉这些穴位的取穴方法。

表 1－2 保健针灸学的主要内容和学习方法

	主要内容	学习方法
保健针灸理论基础	经络基础知识、腧穴基础知识	领会—熟悉—掌握
保健针灸基本操作技术	刺法、灸法、拔罐法、刮痧等	理解—练习—应用
保健针灸的应用	调理亚健康、减肥、美容等	学习—实践—提高

第二章 保健针灸理论基础

第一节 经络基础知识

一 经络学说

经络学说是中医理论的重要组成部分，是研究人体经络系统的组成、循行分布及其生理功能、病理变化，并指导临床实践的基础理论。

经络是人体内运行气血的通道，内联脏腑，外络肢节，沟通人体上下内外。每一经络均与内在脏腑相联属，通过经络把内外各部组织器官联系成一个整体。体外之邪可以循经络内传脏腑，脏腑病变亦可循经络反映到体表。

经络可分为经脉和络脉，经是经脉，犹如途径，是经络系统的主干，其特点是纵行分布，位置较深；络是络脉，犹如网络，是经脉的分支，其特点是纵横交错，遍布全身。

二 经络的命名

各条经脉的命名是根据其循行的部位、阴阳属性和所属脏腑三方面决定的。

行于上肢者为“手经”，行于下肢者为“足经”。

分布于四肢内侧者为“阴经”，分布于四肢外侧者为“阳经”。以阴阳可分的原则，阴经的分布顺序为太阴居前、厥阴居中、少阴居后；阳经则以阳明居前、少阳居中、太阳居后。

经脉以所属脏腑命名，阴经属脏，阳经属腑。如“手阳明大肠经”，从其命名可知该经脉属大肠，行于人体上肢的外侧前缘。

三 经络系统的组成

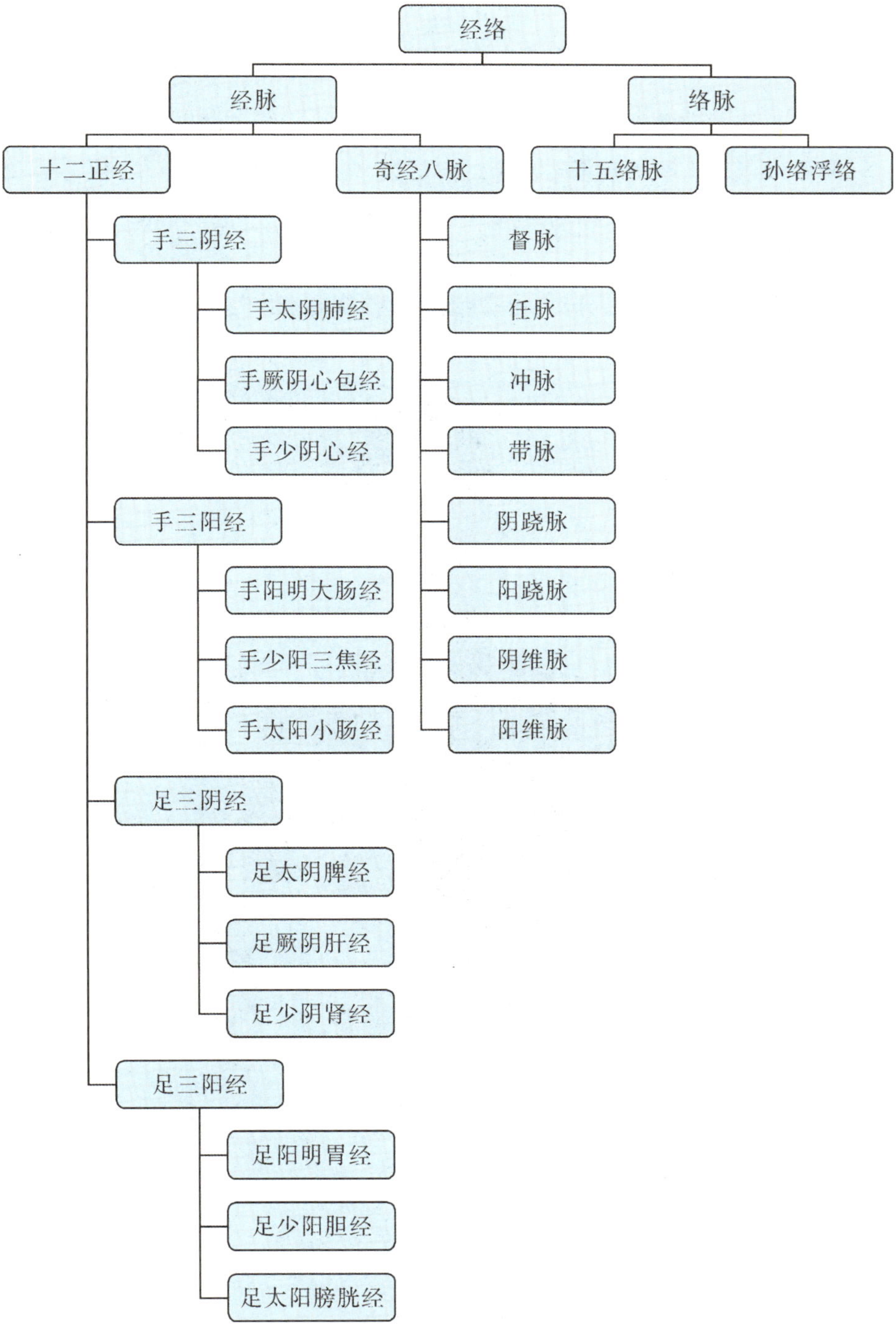

图 2－1　经络系统示意图

四 经络分解

1. 手三阴经

（1）手太阴肺经。

本经起于中焦（在上腹部），向下联络大肠，回绕过来沿着胃的上口，通过横膈，入属肺脏，从肺系（气管、喉咙）横行出来，向下沿上臂前内侧，行于手少阴心经和手厥阴心包经的前面，下行到肘窝中，沿前臂内侧前缘，进入寸口，经过鱼际，沿手掌大鱼际边缘，出拇指桡侧端。

手腕后方的支脉，从列缺处分出，一直走向食指桡侧端，与手阳明大肠经相接。

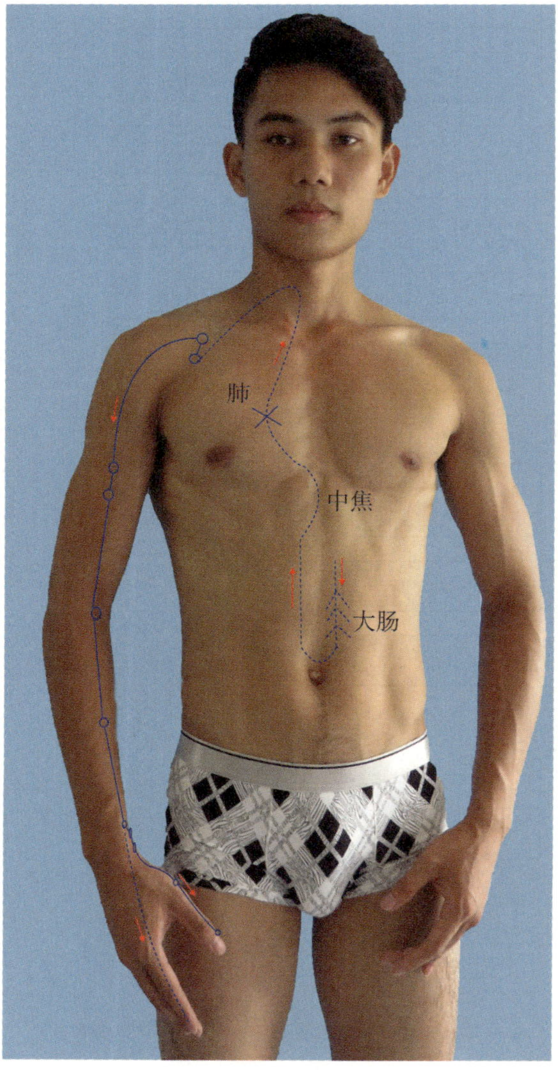

图 2－2　手太阴肺经循行图

（2）手厥阴心包经。

本经起于胸中，出属心包络（心脏外面的包膜），向下穿过横膈，络于上、中、下三焦（指胸腹腔内各脏器之间的空隙）。

胸部支脉，从胸中分出，出胁部当腋下 3 寸处，向上至腋窝下，沿上肢内侧中线，行于手太阴肺经和手少阴心经之间，入肘，向下行于前臂两筋的中间，入掌中，沿中指至指端。

掌中支脉，从劳宫分出，沿无名指到指端。

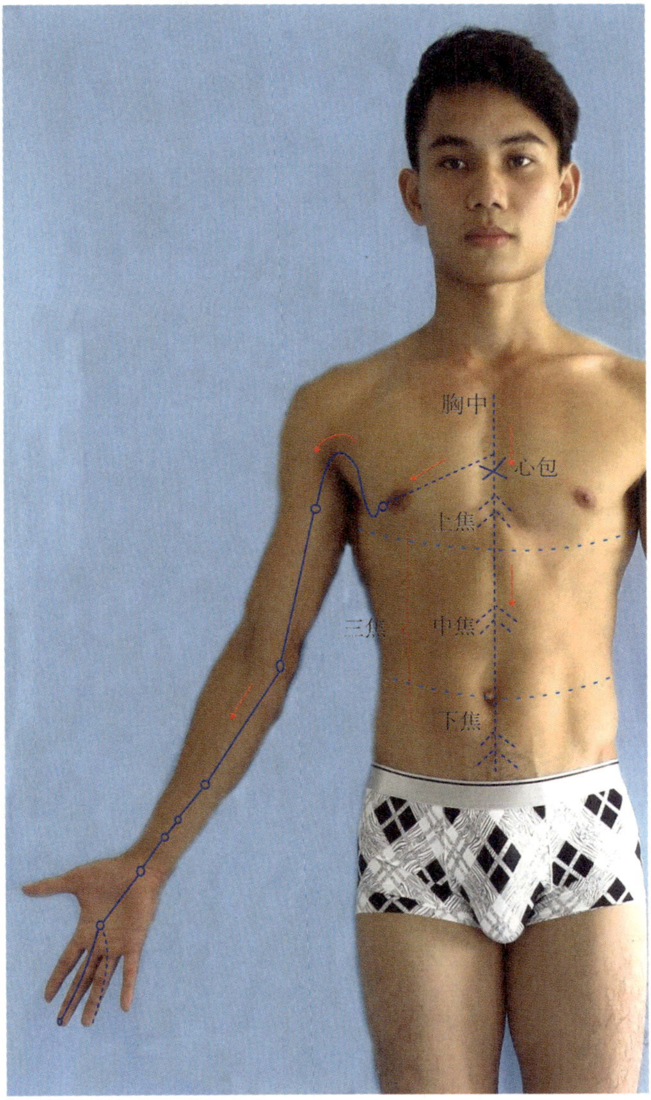

图 2－3　手厥阴心包经循行图

（3）手少阴心经。

本经起于心中，属于心系（心脏周围的组织），出来后向下过横膈，络小肠。

上行支脉，从心系分出，挟食道上行，连于目系（目与脑相连的脉络）。

直行经脉，从心系上行经过肺，向下浅出腋下，沿上肢内侧后缘，行走手太阴肺经、手厥阴心包经后面，过肘中，沿前臂内侧后缘，经掌后豌豆骨部，进入掌中，沿小指桡侧（靠大拇指所在的一侧），止于小指桡侧端。

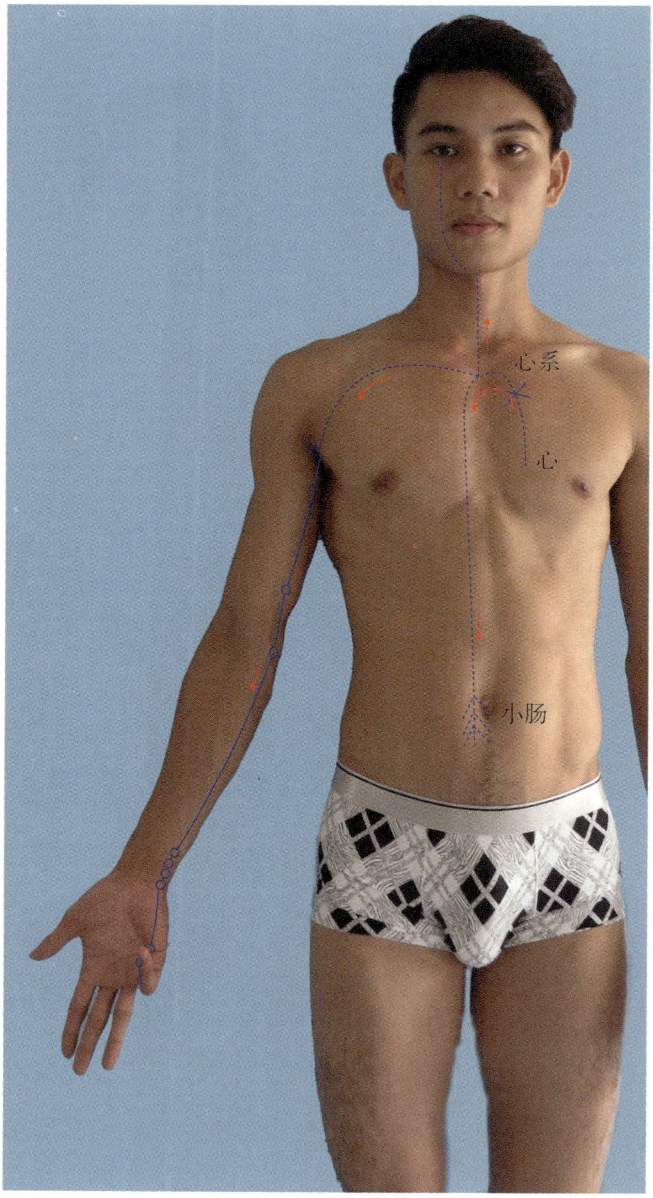

图 2－4　手少阴心经循行图

2. 手三阳经

（1）手阳明大肠经。

本经起于食指桡侧端，沿食指桡侧，经过第一、二掌骨之间，进入两筋（拇长伸肌腱与拇短伸肌腱）之间，沿前臂桡侧，进入肘外侧，经上臂外侧前边，上肩，至肩关节前缘，向后与诸阳经在大椎穴处交会，再向前下行入锁骨上窝，进入胸腔络肺，通过横膈下行，入属大肠。

其支脉从锁骨上窝上行，经颈部至面颊，进入下齿龈，回绕至上唇，左右交叉于人中，至对侧鼻翼（鼻尖两侧的部分）旁，与足阳明胃经相接。

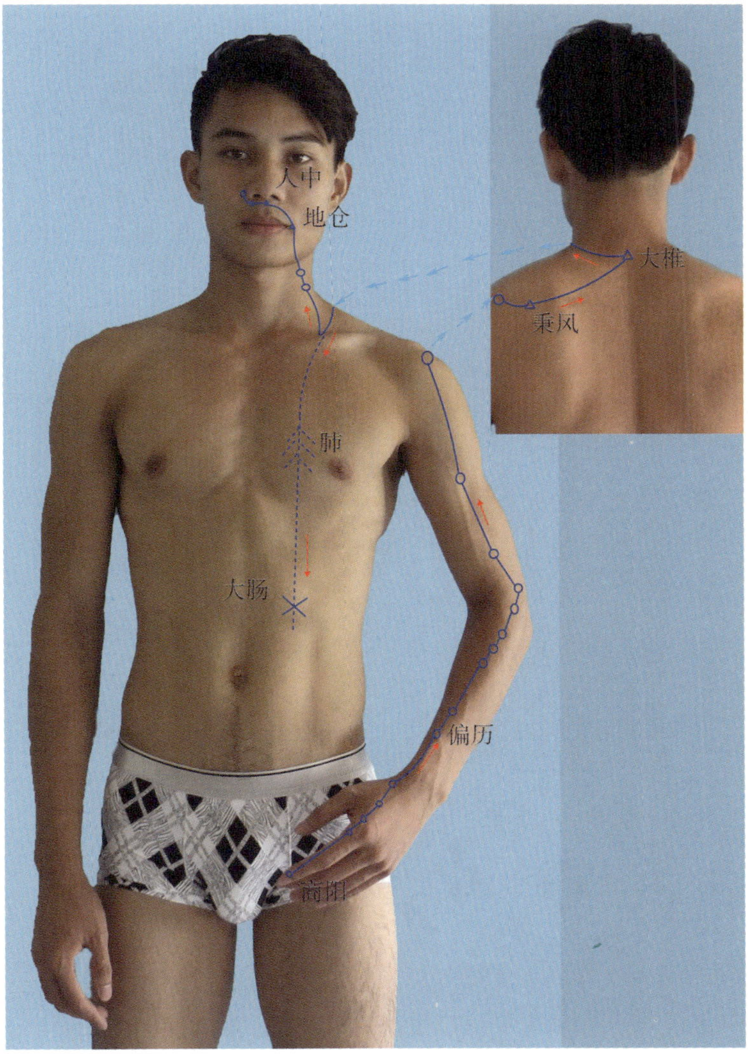

图2－5 手阳明大肠经循行图

（2）手少阳三焦经。

本经起于无名指尺侧末端，向上经无名指与小指之间，沿手背至腕部，向上经尺骨、桡骨之间通过肘尖部，沿上臂后到肩部，又从足少阳胆经后，前行进入锁骨上窝，分布在胸中，脉气散布联络心包，向下贯穿横膈，从胸至腹，属于上、中、下三焦。

胸中支脉，从胸部上出锁骨上窝，上项，经耳后直上，到额角，再弯曲下行至面颊，到达眼眶下部。

耳部支脉，从耳后进入耳中，出行至耳前，经过上关穴，在面颊部与前条支脉相交，到达外眼角。

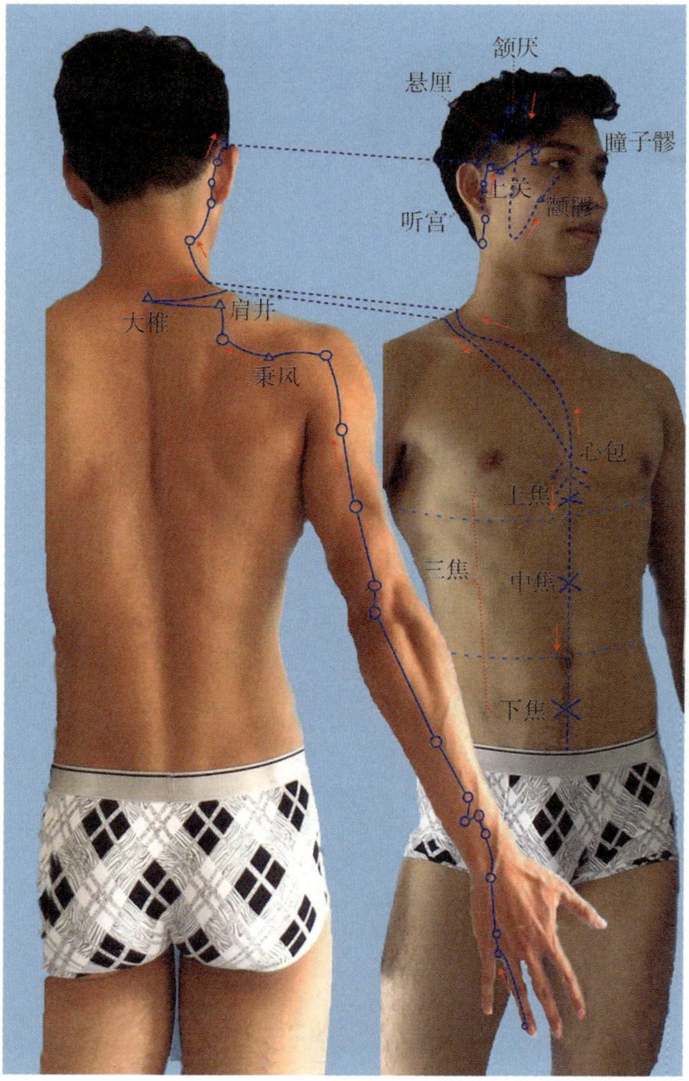

图 2－6　手少阳三焦经循行图

（3）手太阳小肠经。

本经起于手小指尺侧端，沿手掌尺侧缘上行至腕部，出尺骨茎突，沿前臂外侧后缘直上，从尺骨鹰嘴和肱骨内上髁之间向上，沿上臂外侧后缘上行到肩关节后，绕肩胛，交会于大椎穴后，进入锁骨上窝，联络心脏，沿食道下行，穿横膈，到胃部，入属小肠。

其支脉从锁骨上窝沿颈部上行面颊，到外眼角，向后折行进入耳中。

另一支脉从面颊部分出，经过鼻部到达内眼角，然后斜行到颧骨部。

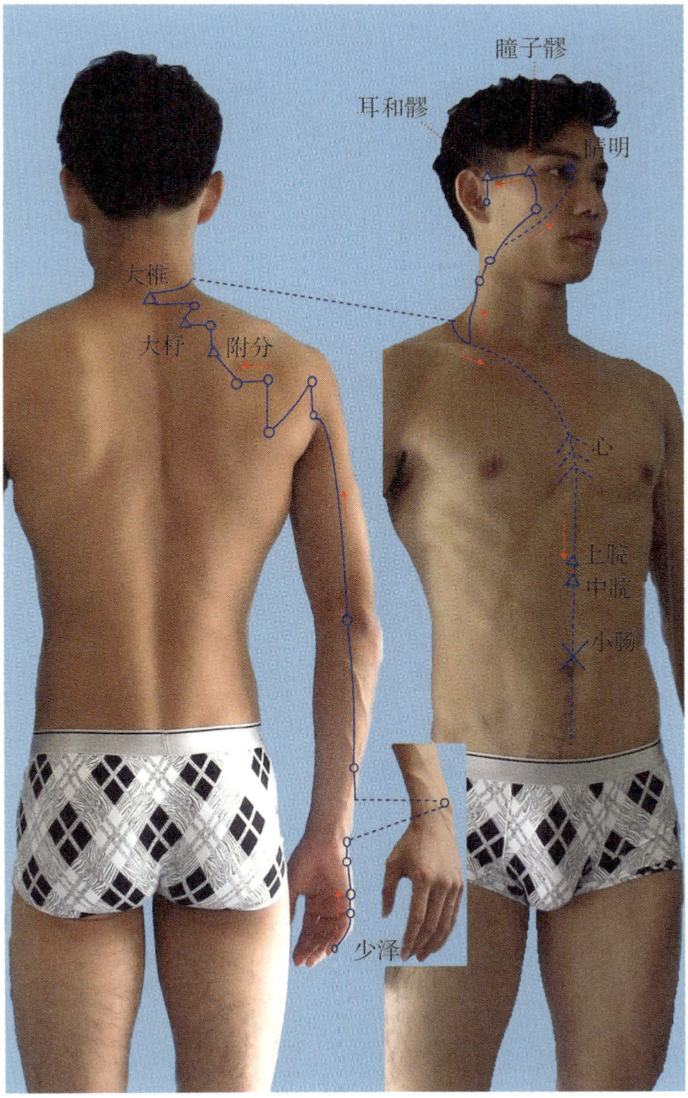

图 2－7 手太阳小肠经循行图

3. 足三阴经

（1）足太阴脾经。

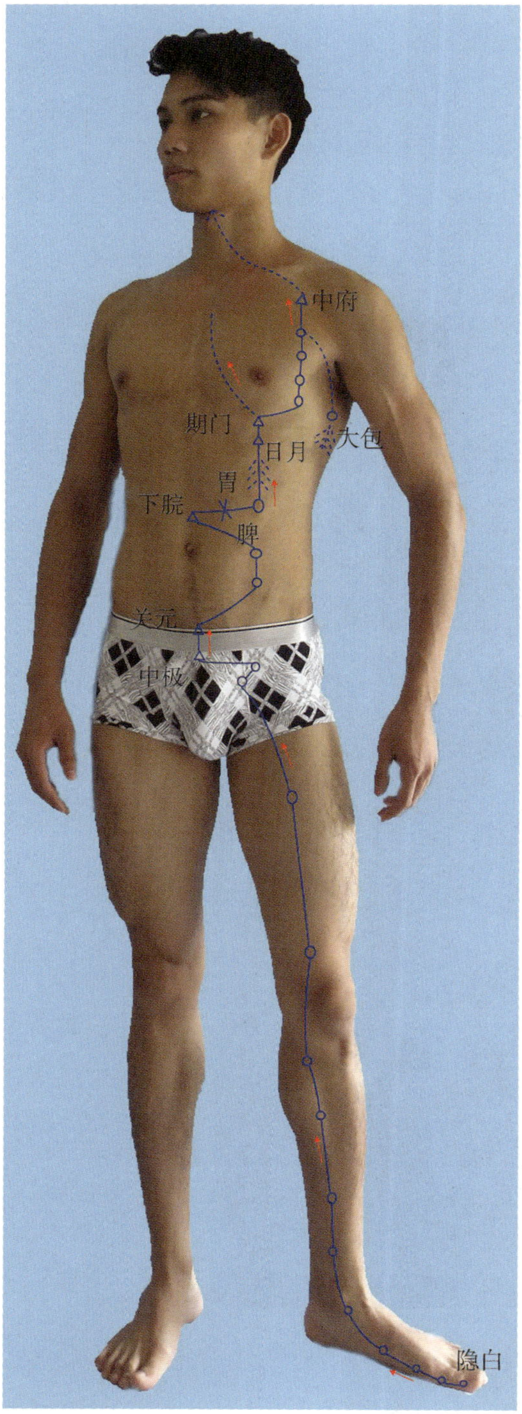

图 2－8　足太阴脾经循行图

本经起于足大趾内侧端，沿大趾内侧赤白肉际，经过大趾本节后的第一跖趾关节后面，上行过内踝的前面，再上小腿，沿着胫骨后面，交出足厥阴肝经之前，上行沿大腿内侧前缘，进入腹部，属脾，络胃，向上穿过横膈上行，夹咽部两旁，连舌本（舌根），散舌下。

胃部分支从胃别出，上行通过横膈，注心中，与手少阴心经相接。

脾之大络，穴名大包，位于腋中线上，第六肋间隙处，分布于胸胁。

（2）足厥阴肝经。

本经起于足大趾爪甲后丛毛处，沿足背向上至内踝前1寸处，向上沿胫骨内缘，在内踝上8寸处交出足太阴脾经之后，上行过膝内侧，沿大腿内侧中线进入阴毛中，绕阴器，至小腹，挟胃两旁，属肝，络胆，向上穿过横膈，分布于胁肋部，沿喉咙的后边，向上进入鼻咽部，连接目系，上出于额部，与督脉在头顶部交会。

其支脉从目系分出，下行于颊里，环绕在口唇的里边。

另一支脉从肝分出，穿过横膈，向上注于肺。

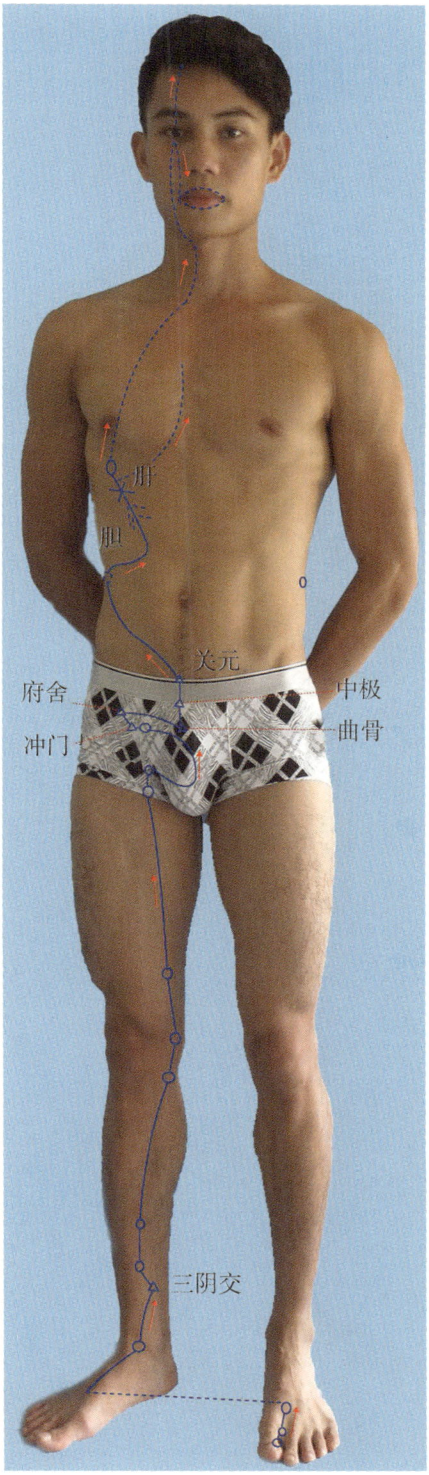

图2－9　足厥阴肝经循行图

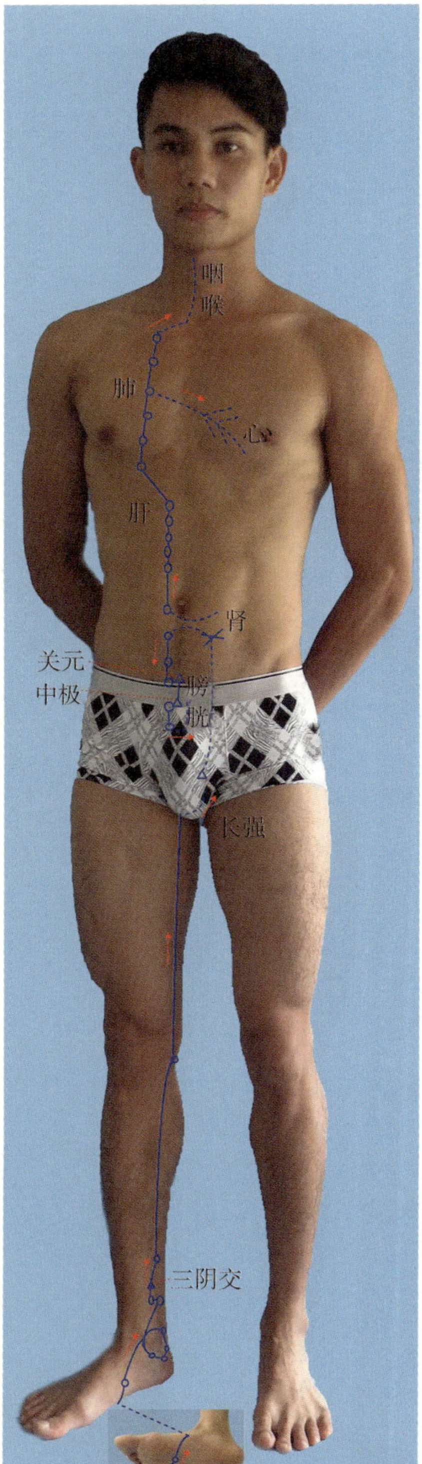

图 2－10 足少阴肾经循行图

（3）足少阴肾经。

本经起于足小趾下方，斜行于足心，出行于舟状骨粗隆之下，沿内踝后缘，此处有一分支进入足跟，主干则经过小腿内侧后缘，至腘内侧，沿大腿内侧后缘入脊内，穿过脊柱，属肾，络膀胱（腧穴通路：还出于前，上行于腹部前正中线旁 0.5 寸，胸部前正中线旁 2 寸，止于锁骨下缘）。

直行支脉从肾脏分出，穿过肝和横膈，进入肺，沿喉咙，夹舌根两旁。

另一支脉从肺中分出，络心，注于胸中。

4. 足三阳经

（1）足阳明胃经。

本经起于鼻翼旁，挟鼻上行，左右侧交于鼻根部，旁行内眼角与足太阳膀胱经交会，再沿鼻柱外侧下行，进入上齿龈内，返回环绕口唇，入下唇交会于承浆穴，向后退回沿下颌骨后下缘上行过耳前，沿发际，到额前。

面部支脉，从大迎穴前方下行到人迎穴，沿喉咙进入锁骨上窝，下行穿过横膈，属胃，络脾。

直行经脉从锁骨上窝出体表，沿乳中线下行，挟脐旁（旁开 2 寸），下行至少腹气冲（腹股沟稍上方）。

胃部支脉，从胃口分出，沿腹腔内下行到气冲与直行经脉会合，而后下行至髀关，直抵伏兔部，下至膝髌沿下肢胫骨前缘下行至足背，入足第二趾外侧端。

胫部支脉，从膝下 3 寸处分出，下行入中趾外侧端。

足跗部支脉，从足背上分出，前行入足大趾内侧端，与足太阴脾经相接。

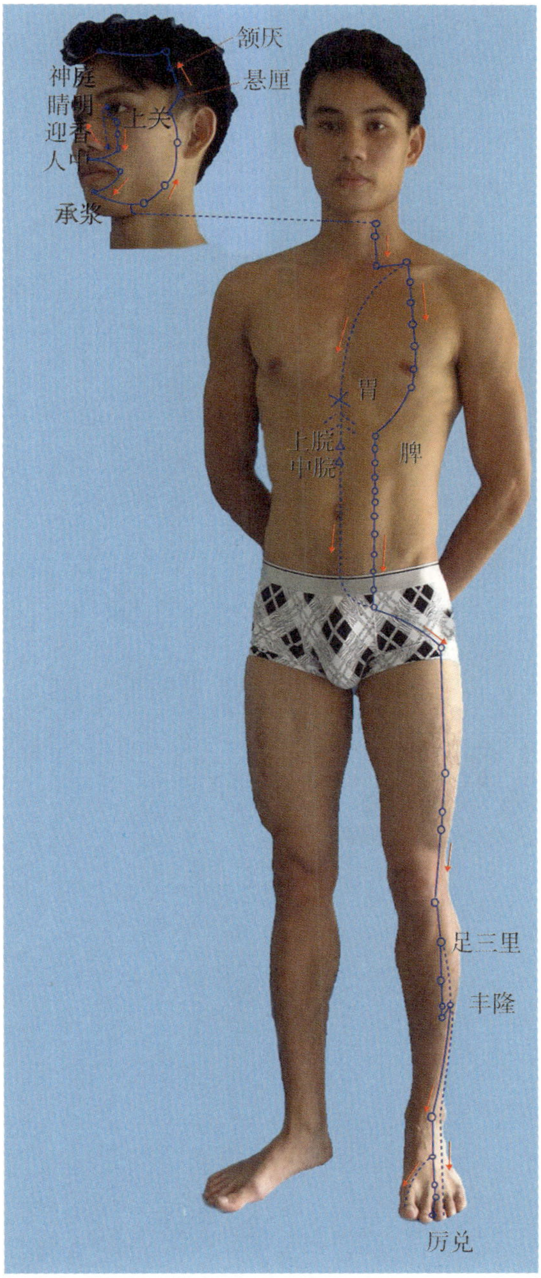

图 2－11 足阳明胃经循行图

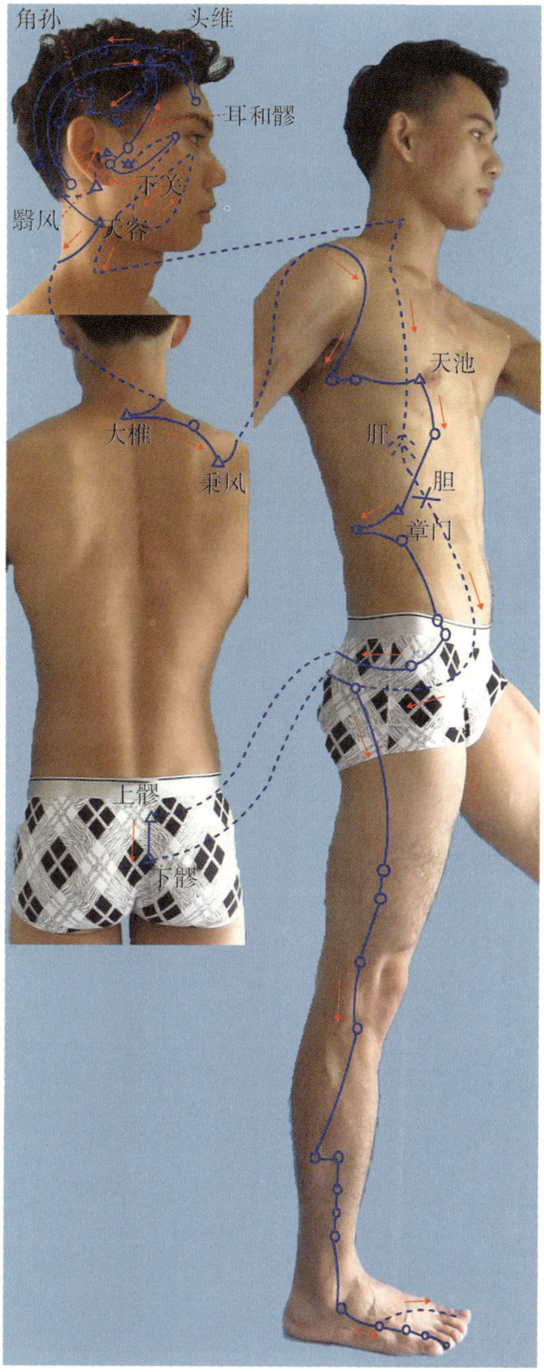

图 2-12 足少阳胆经循行图

（2）足少阳胆经。

本经起于眼外角，向上达额角部，下耳后再折返上行到额，沿颈侧，行手少阳三焦经之前，经肩，再向后交出手少阳三焦经之后，向下进入锁骨上窝。

耳部支脉，从耳后进入耳中，出走耳前，达外眼角后方。

外眼角支脉，从外眼角分出，下走大迎，会合手少阳三焦经到达目眶下，下行经颊车，于颈部向下会合前脉于锁骨上窝，然后向下进入胸中，通过横膈，联络肝，属于胆，沿着胁肋内，出于少腹两侧腹股沟动脉部，绕阴部毛际，横行进入髋关节部。

锁骨上窝直行经脉，从锁骨上窝下行腋下，沿胸侧，经过季胁，下行会合前脉于髋关节部，再向下沿着大腿外侧，出膝外侧，下行至腓骨前面，直下到达腓骨下段，下出外踝前面，沿足背部，进入第四趾外侧端。

足背部支脉，从足背分出，沿第一、第二跖骨间到足大趾端，穿过趾端，到趾甲后的毫毛部。

（3）足太阳膀胱经。

本经起于内眼角，向上过额部，与督脉交会于头顶。

其支脉从头顶分出，到耳上角。

直行经脉从头顶入颅内络脑，再浅出下行到项部，沿肩胛内侧、脊柱两旁（1.5 寸）下行，到达腰部，进入脊柱两旁的肌肉，深入体腔，络肾，属膀胱。

一支脉从腰部分出，沿脊柱两旁下行，穿过臀部，从大腿后侧外缘下行至腘窝中。

另一支脉从项分出下行，经肩胛内侧挟脊（3 寸）下行至髋关节，沿大腿后侧至腘窝中与前一支脉会合，然后下行穿过腓肠肌，出走于足外踝后，沿足背外侧缘至小趾外侧端。

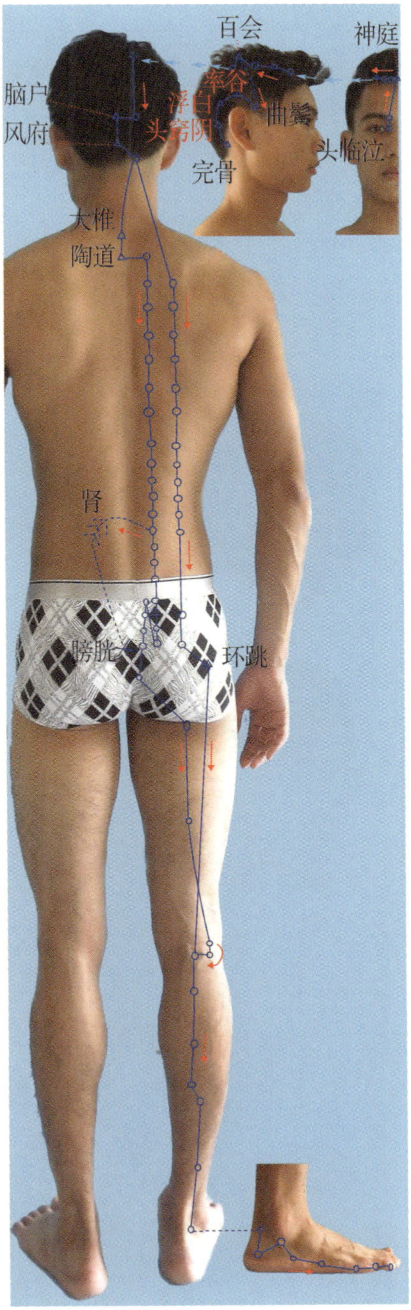

图 2－13 足太阳膀胱经循行图

5. 奇经八脉

（1）督脉。

本经起于小腹内，下出会阴部，向后从尾骶部沿脊柱上行，经项后部进入脑内，沿头部正中线，上行至巅顶，经前额下行鼻柱至鼻尖，过人中，止于上唇系带。

（2）任脉。

本经起于小腹内，下出会阴部，向前上行于阴毛部，沿腹、胸部正中线上行到达咽喉部，再上行环绕口唇，经面部进入眼眶下，联系于目。

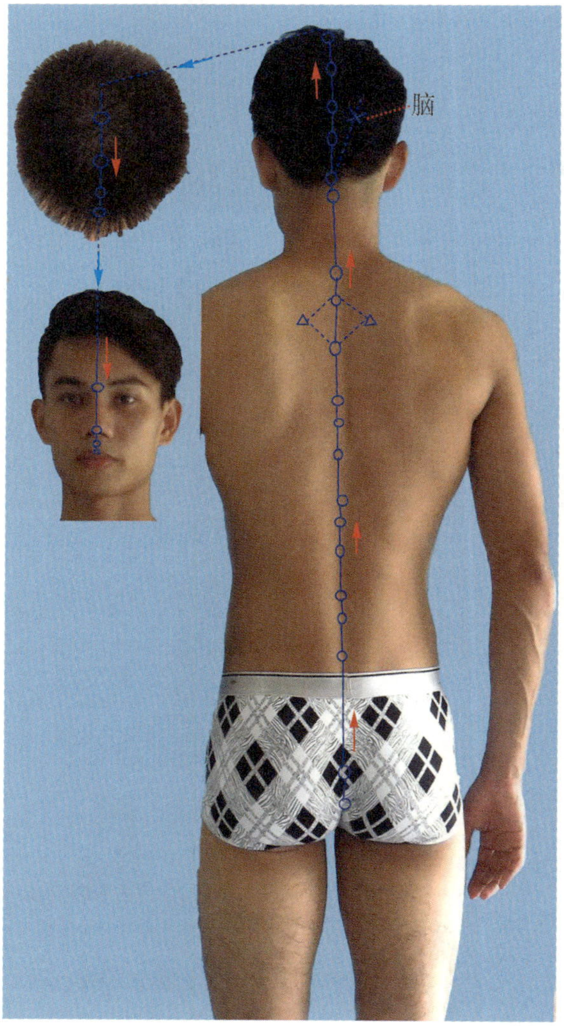

图 2－14　督脉循行图

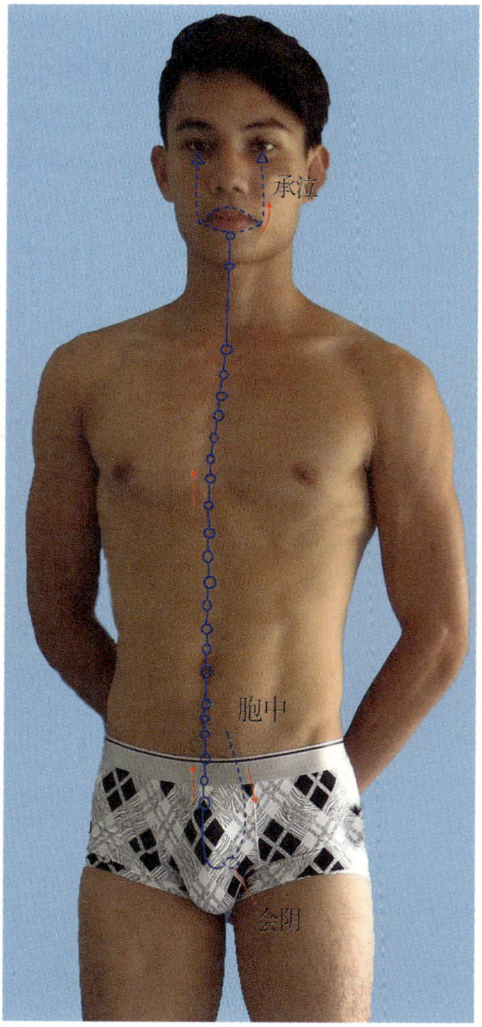

图 2－15　任脉循行图

（3）冲脉。

冲脉起于小腹内，从会阴向上行于脊柱之内。外行者经气冲穴与足少阴肾经交会，沿脐旁上行散布胸中，继而上达咽喉，络唇口。

（4）带脉。

带脉起于第十一肋骨端下方，斜向下行到带脉、五枢、维道等穴，横行绕身一周。

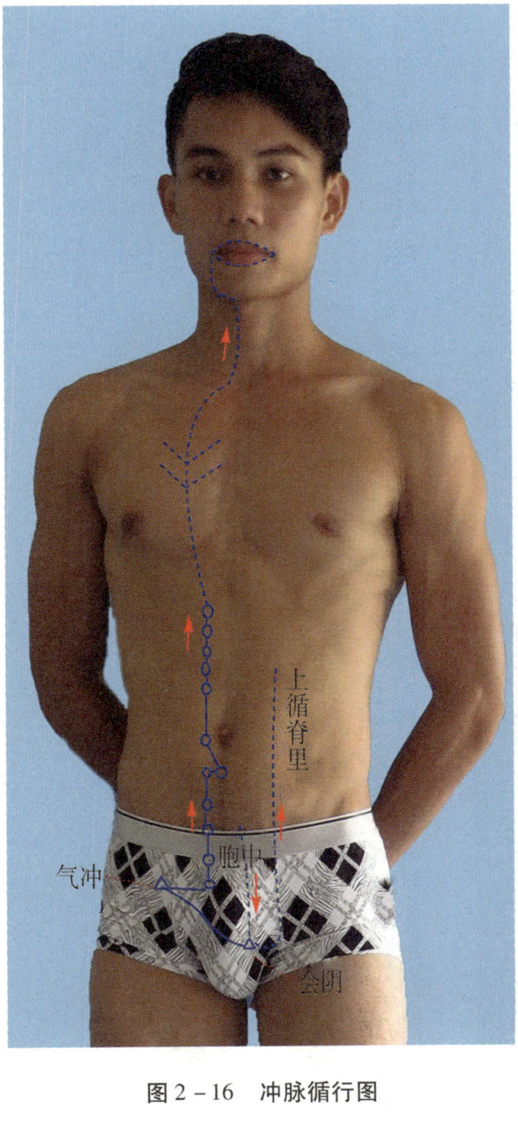

图 2－16 冲脉循行图

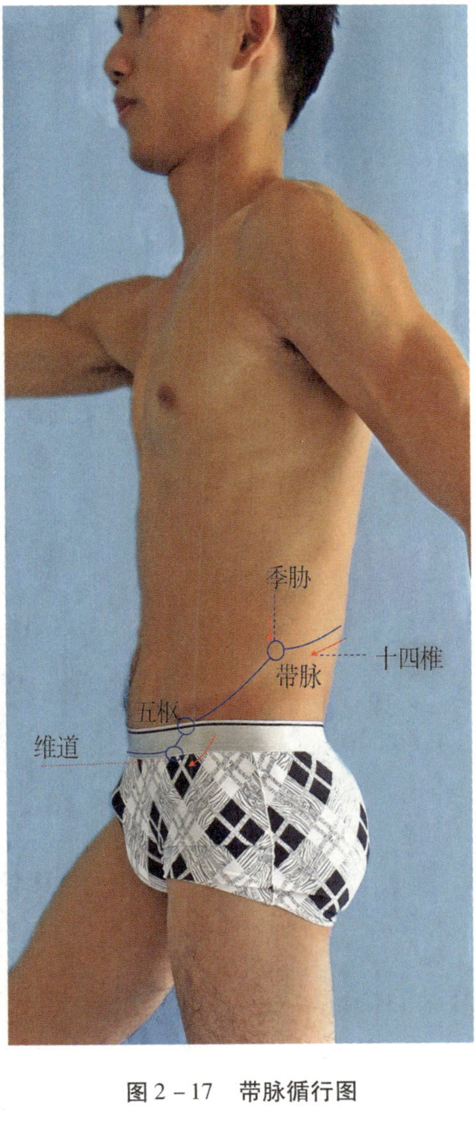

图 2－17 带脉循行图

（5）阳跷脉。

阳跷脉起于足跟中，沿外踝、髋关节、胁肋部上行到肩，过颈部上夹口角，交内眼角，会睛明穴，再上行入发际，下耳后，入风池穴。

（6）阴跷脉。

阴跷脉也起于足跟中，沿内踝、下肢内侧上行，经阴部，穿过胸部到咽喉，交会冲脉，经颧部至内眼角。

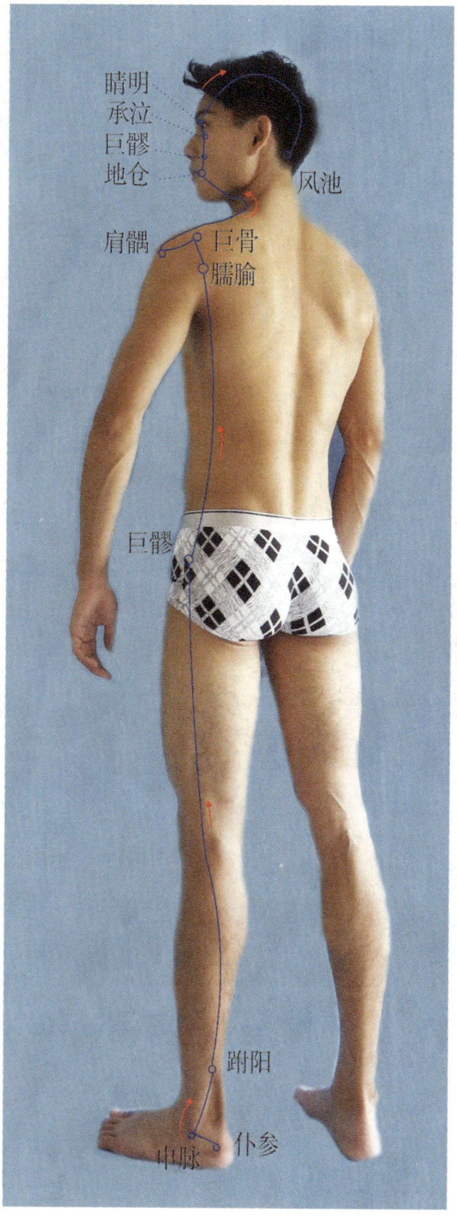

图 2－18　阳跷脉循行图

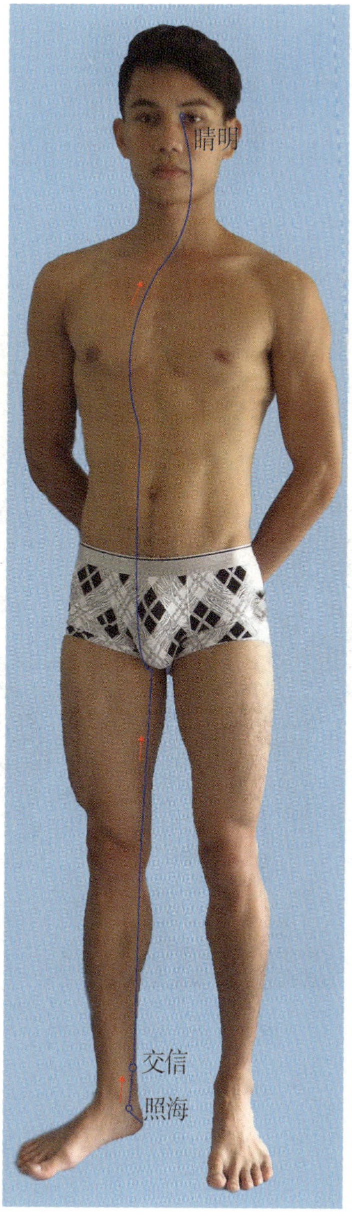

图 2－19　阴跷脉循行图

(7) 阳维脉。

阳维脉起于足跟外侧，向上经外踝，行走在下肢、躯干、肩、头部的外侧至项部。

(8) 阴维脉。

阴维脉起于小腿内侧，沿大腿内侧经腹部、胸部至颈部。

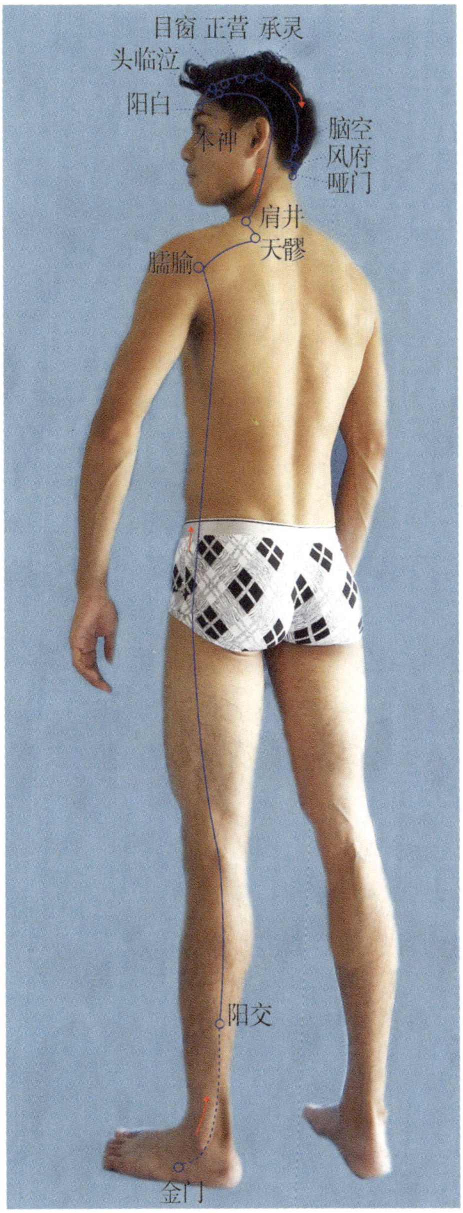

图 2－20 阳维脉循行图

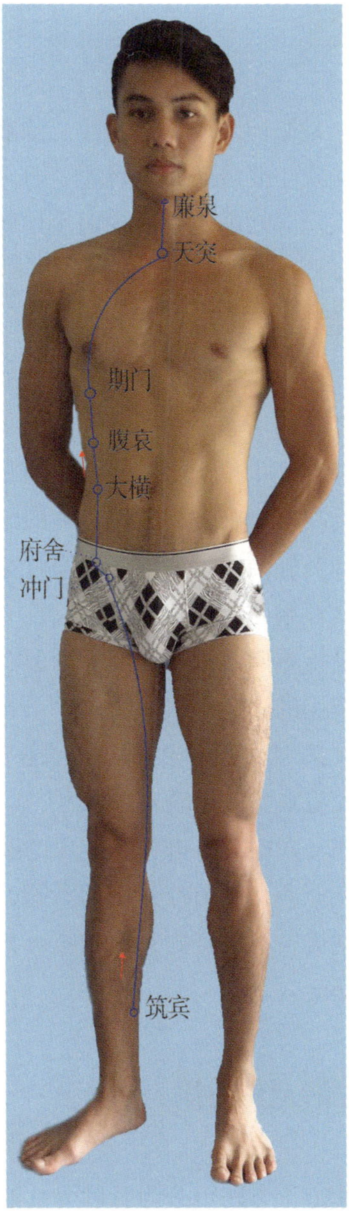

图 2－21 阴维脉循行图

第二节 腧穴基础知识

一 腧穴

腧穴，是脏腑经脉气血输注、渗灌的部位，是体表与脏腑器官及有关部位相联系的特殊区域。腧穴主要分布在经脉上，通过经脉向内联属脏腑。腧穴具有输注气血、反映病症、防治疾病等功能，是针灸医生诊断和治疗疾病的主要部位。

二 腧穴的分类

腧穴可分为十四经穴、奇穴、阿是穴三类。

十四经穴是指位于十二经脉和任督二脉的腧穴。经穴分布在十四经脉的循行线上，它不仅可以反映本经脉及其所属脏腑的病症，也可以反映本经脉所联系的其他经脉、脏腑之病症，是针灸施治的主要部位。通过腧穴，不仅可治疗本经脏腑病症，也可以治疗与本经相关的其他经络脏腑病症。

奇穴是指不归属于十四经脉，但有固定的穴名，又有明确的位置，对某些病症具有特殊的治疗作用的一类腧穴。

阿是穴又称压痛点、天应穴。这一类腧穴既无具体名称，又无固定位置，以压痛点或其他阳性反应点作为针灸部位。

在十四经穴中有一群作用突出的腧穴被单列出来，冠以专门的称呼，叫做特定穴。根据分布特点、含义和治疗作用的不同，分成在四肢肘、膝以下的五腧穴、原穴、络穴、郄穴、八脉交会穴、下合穴；在胸腹、背腰部的背俞穴、募穴；在四肢躯干的八会穴以及全身经脉的交会穴。

三 腧穴的定位方法

腧穴的定位方法可分为骨度分寸法、体表标志法、手指比量法和简便取穴法四种。

1. 骨度分寸法

即以骨节为主要标志测量周身各部的大小、长短，并依其尺寸按比例折算作为定穴的标准。分部折寸的尺度以患者本人的身材为依据。

表2-1 常用骨度分寸表

部位	起止点	骨度（寸）
头面部	前发际正中至后发际正中	12
	眉间至前发际正中	3
	第七颈椎棘突下至后发际正中	3
	前两额发角之间	9
胸腹部	胸骨上窝至胸剑联合中点	9
	胸剑联合中点至脐中	8
	脐中至耻骨联合上缘中点	5
	两乳头之间	8
背腰部	肩胛骨内缘至后正中线	3
	大椎以下至尾骶	21椎
上肢部	腋前纹头至肘横纹	9
	肘横纹至腕横纹	12
下肢部	耻骨联合上缘至股骨内侧髁上缘	18
	胫骨内侧髁下缘至内踝尖	13
	股骨大转子至腘横纹	19
	臀沟至腘横纹	14
	腘横纹至外踝尖	16
	外踝尖至足底	3

2. 体表标志法

体表标志法可分为固定标志法和活动标志法两类。

（1）固定标志法：利用五官、毛发、爪甲、乳头、脐窝以及骨节凸起和凹陷、肌肉隆起等部位作为取穴标志。如鼻尖取素髎，两眉中间取印堂。

（2）活动标志法：利用关节、肌肉、皮肤随着活动而出现的孔隙、凹陷、皱纹等作为取穴标志。如听宫、听会等在张口凹陷处取穴。

3. 手指比量法

手指比量法是医生用手指比量取穴的方法，但要根据患者身材的高矮情况适当增减比例。

有下列几种：

（1）中指同身寸，以患者的中指屈曲时，中节桡侧两端纹头之间为1寸。

（2）拇指同身寸，以拇指指关节之横度为1寸。

（3）横指同身寸，又称“一夫法”，将食、中、无名、小指并拢，以中指第二节为准，量取四指之宽度为 3 寸。

手指比量法必须在骨度分寸法的基础上运用，不能离开骨度分寸而只用指寸悉量全身各部，否则长短失度。

4. 简便取穴法

简便取穴法是一种简便易行的腧穴定位方法。如风市，患者两手臂自然下垂，于股外侧中指尖到达之处就是本穴。此取穴方法是在长期临床实践中总结出来的，但仅能作为一种辅助取穴法，只供参考。

四 腧穴分解

1. 头面颈项部

迎香

归经：属于手阳明大肠经。

定位：在面部，鼻翼外缘中点旁开，当鼻唇沟中。

主治：①鼻塞、鼽衄（鼽为鼻流清涕，衄为鼻腔出血）等鼻病；②口歪、面痒等面部病症；③胆道蛔虫症。

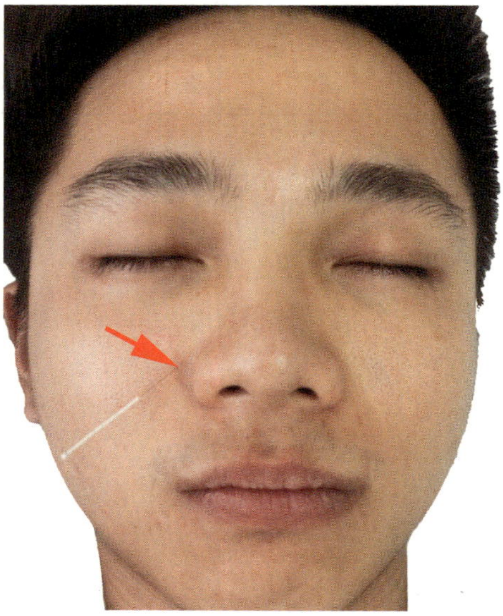

图 2－22　迎香针刺图

听宫

归经：属于手太阳小肠经。手、足少阳和手太阳经交会穴。

定位：在面部，耳屏正中与下颌骨髁突之间的凹陷中。

主治：①耳鸣、耳聋、聤耳（中耳炎）等耳疾；②齿痛。

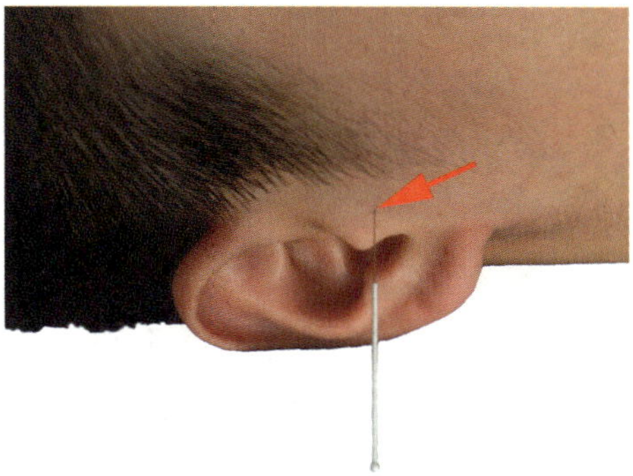

图 2－23　听宫针刺图

睛明

归经：属于足太阳膀胱经。手足太阳经、足阳明胃经、阴跷脉、阳跷脉交会穴。

定位：在面部，目内眦（内眼角）内上方眶内侧壁凹陷处。

主治：①目赤肿痛、流泪、视物不明、目眩、近视、夜盲、色盲等目疾；②急性腰扭伤，坐骨神经痛；③心悸，怔忡。

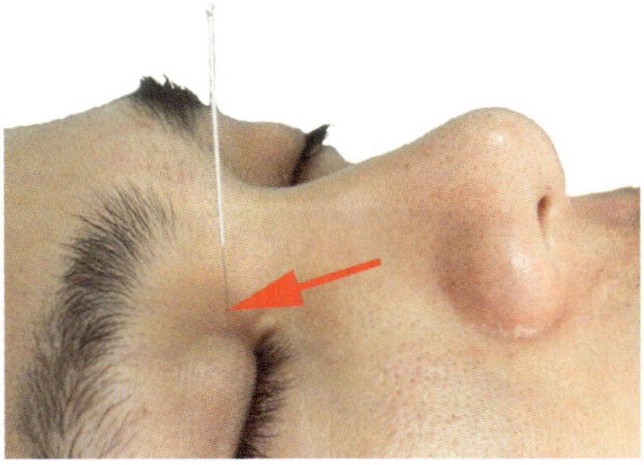

图 2－24　睛明针刺图

攒竹

归经：属于足太阳膀胱经。

定位：在面部，眉头凹陷中，额切迹处。

主治：①头痛，眉棱骨痛；②眼睑瞤动、眼睑下垂、口眼歪斜、目视不明、流泪、目赤肿痛等眼部病症；③呃逆。

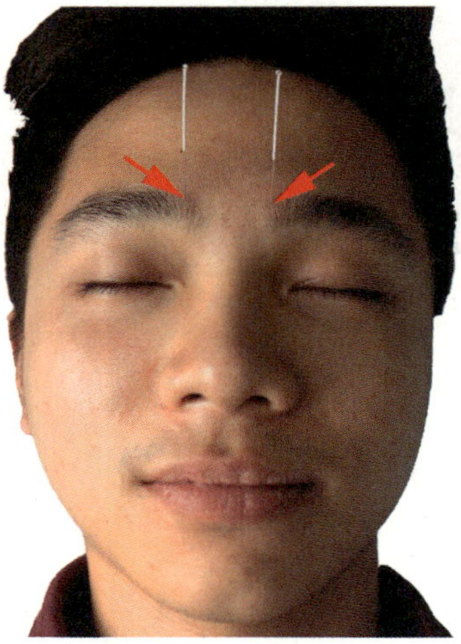

图 2－25　攒竹针刺图

翳风

归经：属于手少阳三焦经。手、足少阳经交会穴。

定位：在颈部，耳垂后方，乳突下端前方凹陷中。

主治：①耳鸣、耳聋等耳疾；②口眼歪斜、面风、牙关紧闭、颊肿等面口病症；③瘰疬（颈部淋巴结核）。

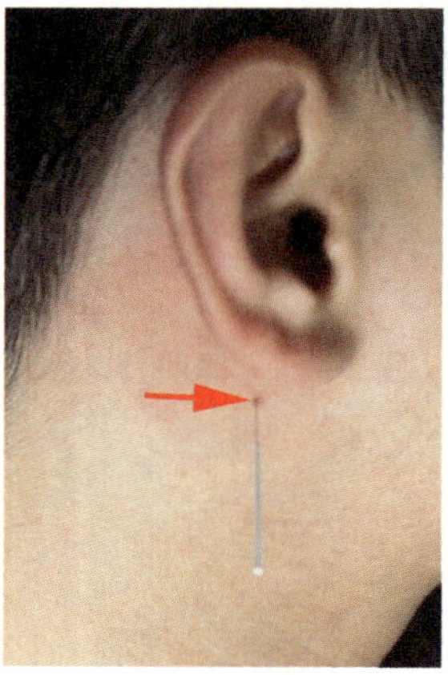

图 2－26　翳风针刺图

风池

归经：属于足少阳胆经。足少阳胆经、阳维脉的交会穴。

定位：在颈后区，枕骨之下，胸锁乳突肌上端与斜方肌上端之间的凹陷处。

主治：①中风、癫痫、头痛、目眩、耳鸣、耳聋等内风所致的病症；②感冒、鼻塞、鼽衄、目赤肿痛、口眼歪斜等外风所致的病症；③颈项强痛。

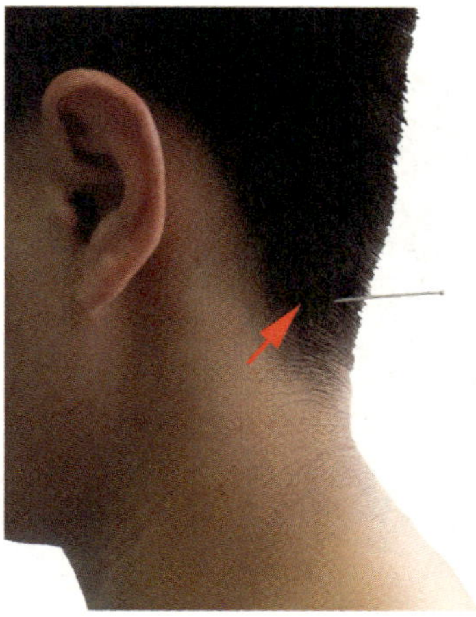

图 2－27 风池针刺图

肩井

归经：属于足少阳胆经。

定位：在肩胛区，第七颈椎棘突与肩峰最外侧点连线的中点。

主治：①颈项强痛、肩背疼痛、上肢不遂（上肢瘫痪）；②难产、乳痈（化脓性乳腺炎）、乳汁不下、乳癖（乳房慢性良性肿块）等妇产科及乳房疾患；③瘰疬。

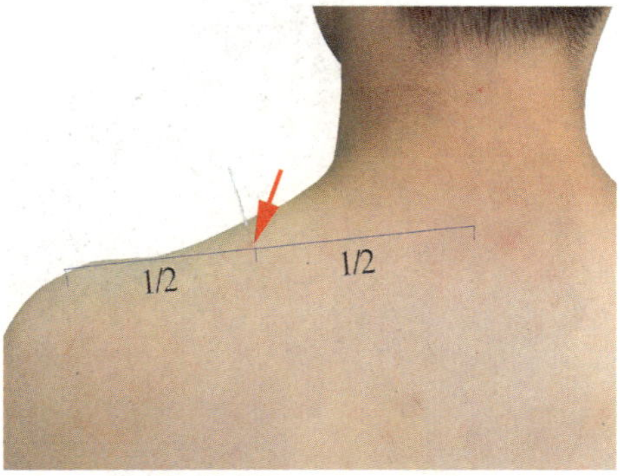

图 2－28 肩井针刺图

大椎

归经：属于督脉。手、足三阳经及督脉交会穴。

定位：在脊柱区，第七颈椎棘突下凹陷中，后正中线上。

主治：①热病、疟疾、恶寒发热、咳嗽、气喘等外感病症；②骨蒸潮热（有热感定时由内向外透发，常见于结核类疾病）；③癫狂、痫病、小儿惊风（民间又叫抽筋，突发四肢面部抽动，双眼上视，神志不清）等神志病症；④项强（脖子僵硬），脊痛；⑤风疹，痤疮。

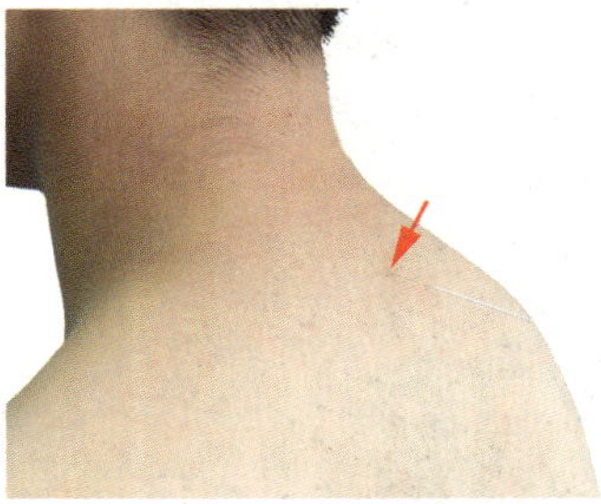

图 2－29　大椎针刺图

百会

归经：属于督脉。

定位：在头部，前发际正中直上 5 寸。

主治：①痴呆、中风、失语、瘛疭（手足抽动不已）、失眠、健忘、癫狂、痫病、癔病（分离或转换性精神障碍）等神志病症；②头风、头痛、眩晕、耳鸣等头面病症；③脱肛、阴挺（子宫脱垂）、胃下垂、肾下垂等气失固摄而致的下陷性病症。

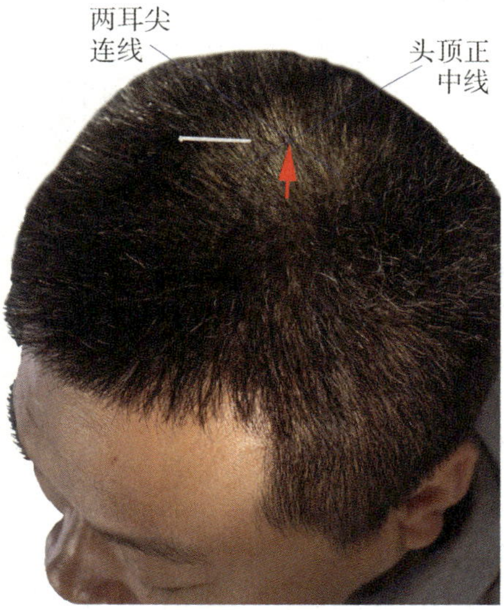

图 2－30　百会针刺图

水沟

归经：属于督脉。督脉与手、足阳明经交会穴。

定位：在面部，人中沟的上 1/3 与中 1/3 交点处。

主治：①昏迷、晕厥、中风、中暑、休克、呼吸衰竭等急危重症，急救要穴之一；②癔症、癫狂、痫病、急慢惊风等神志病症；③鼻塞、鼽衄、面肿、口歪、齿痛、牙关紧闭等面鼻口部病症；④闪挫腰痛。

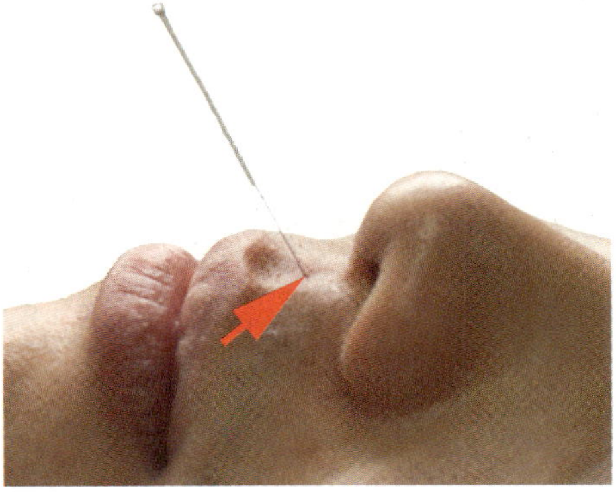

图 2－31　水沟针刺图

太阳

归经：经外奇穴。

定位：在头部，眉梢与目外眦之间，向后约一横指的凹陷中。

主治：①头痛；②目疾；③面瘫。

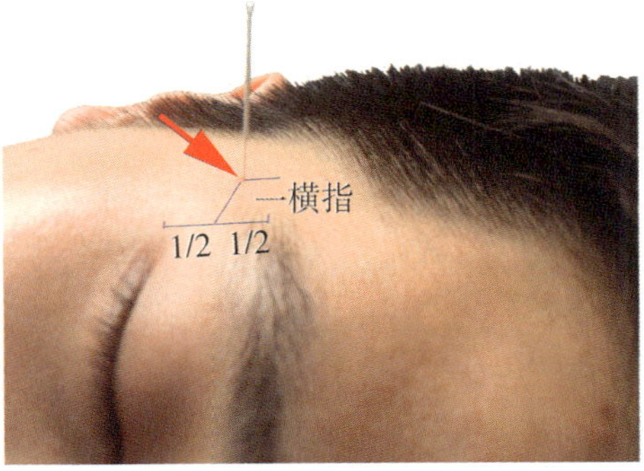

图 2－32　太阳针刺图

安眠

归经：经外奇穴。

定位：在项部，翳风穴和风池穴连线之中点处。

主治：①失眠，头痛，眩晕；②心悸；③癫狂。

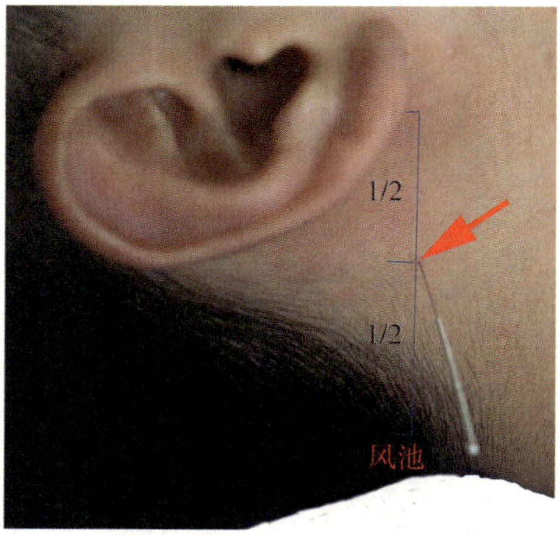

图 2－33　安眠针刺图

2. 躯干部

天枢

归经：属于足阳明胃经。大肠的募穴（脏腑之气在胸腹部汇聚的穴位）。

定位：在腹部，横平脐中，前正中线旁开 2 寸。

主治：①腹痛、腹胀、便秘、腹泻、痢疾等胃肠病症；②月经不调、痛经等妇科疾患。

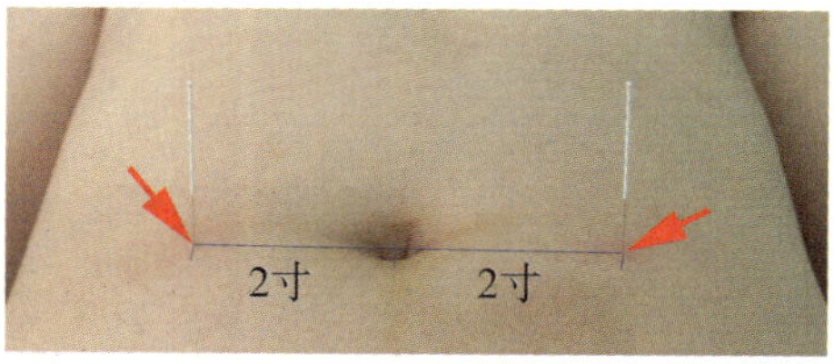

图 2－34　天枢针刺图

关元

归经：属于任脉。小肠的募穴，保健灸常用穴。

定位：在下腹部，脐中下 3 寸，前正中线上。

主治：①中风脱证、虚劳冷惫、羸弱无力等元气虚损病症；②少腹疼痛，疝气；③腹泻、痢疾、脱肛、便血等肠腹病症；④五淋（指膀胱或肾脏的感染性疾病）、尿血、尿闭

（排尿困难）、尿频等泌尿系病症；⑤遗精、阳痿、早泄、白浊（排尿后尿道口滴出白色浑浊液体，伴见小便涩痛）等男科病；⑥月经不调、痛经、经闭、崩漏、带下、阴挺、恶露不尽、胞衣不下等妇科病症。

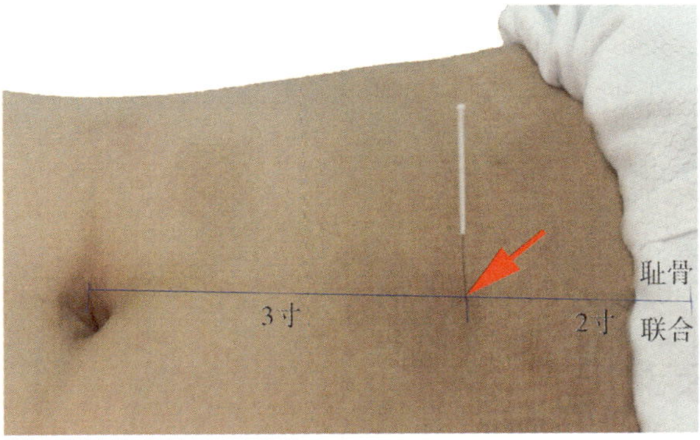

图 2－35　关元针刺图

气海

归经：属于任脉。保健灸常用穴。

定位：在下腹部，脐中下 1.5 寸，前正中线上。

主治：①虚脱、形体羸瘦、脏气衰惫、乏力等气虚病症；②水谷不化、绕脐疼痛、腹泻、痢疾、便秘等肠腑病症；③小便不利、遗尿等泌尿系病症；④遗精，阳痿，疝气；⑤月经不调、痛经、经闭、崩漏、带下、阴挺、产后恶露不止、胞衣不下等妇科病症。

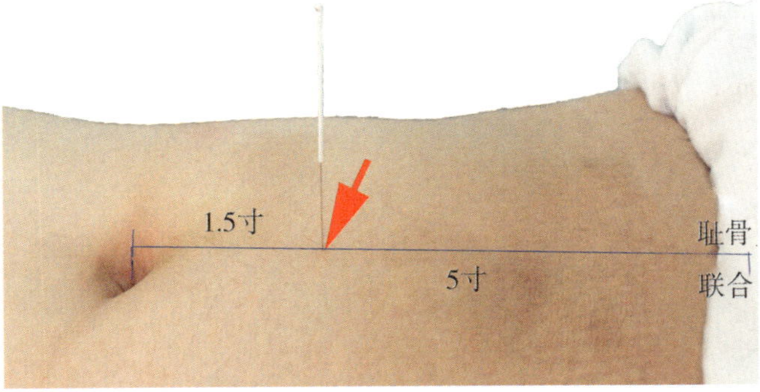

图 2－36　气海针刺图

神阙

归经：属于任脉。

定位：在脐区，脐中央。

主治：泻痢、绕脐腹痛、脱肛、五淋等。

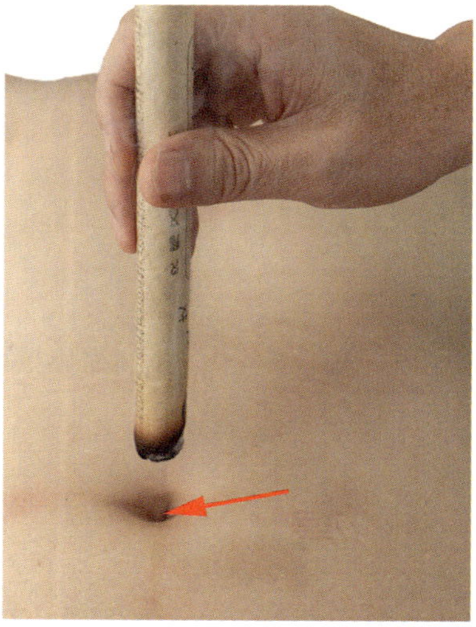

图 2－37　神阙艾灸图

中脘

归经：属于任脉，八会穴（八会穴是将人体组织分为脏、腑、气、血、筋、骨、脉、髓八大类，每一类的会穴用于治疗各自所属类别的病症）之腑会。

定位：在上腹部，脐中上 4 寸，前正中线上。

主治：①胃痛、腹胀、纳呆、呕吐、吞酸、呃逆、小儿疳积（消化不良导致的慢性营养障碍）等脾胃病症；②黄疸；③癫狂，脏躁（女性多见，表现为精神抑郁，烦躁易哭，喜怒无常）。

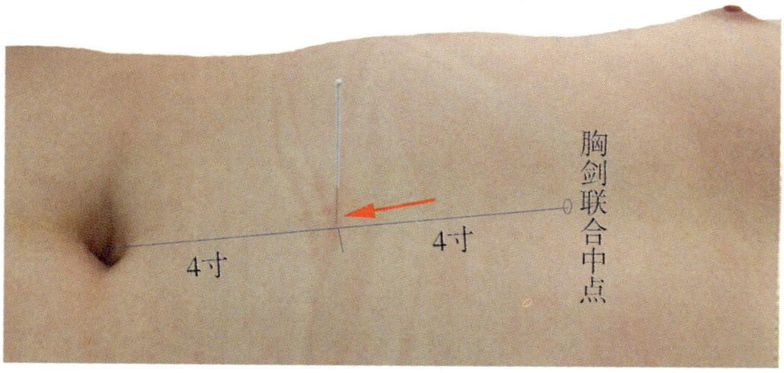

图 2－38　中脘针刺图

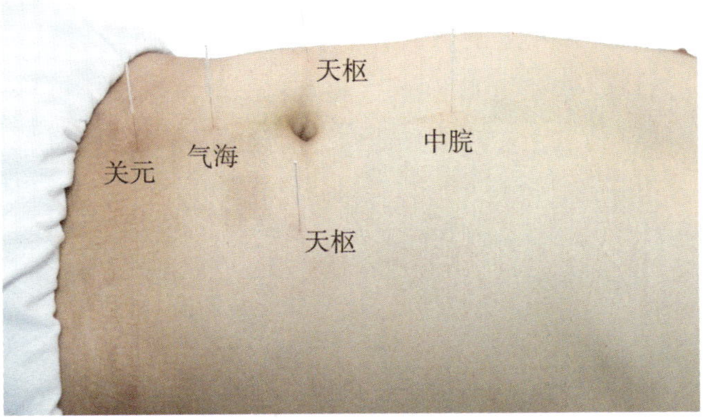

图 2-39 腹部腧穴图

天宗

归经：属于手太阳小肠经。

定位：在肩胛区，肩胛冈中点与肩胛骨下角连线上 1/3 与下 2/3 交点凹陷中。

主治：①肩胛疼痛、肩背部损伤等局部病症；②气喘。

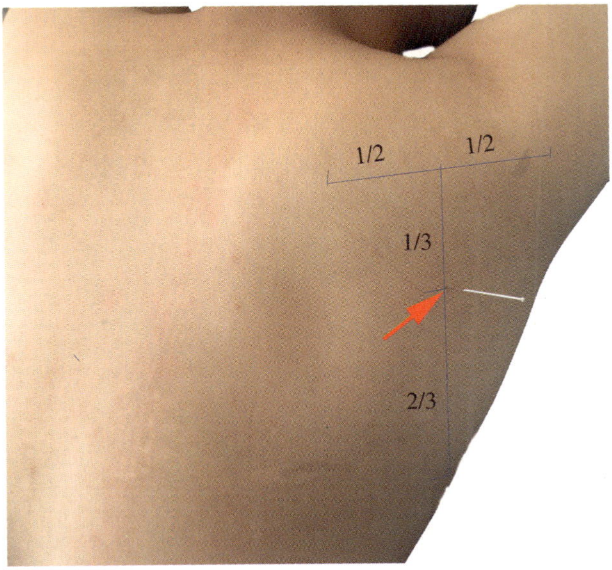

图 2-40 天宗针刺图

肺俞

归经：属于足太阳膀胱经。肺的背俞穴（脏气汇聚于背腰部的穴位）。

定位：在脊柱区，第三胸椎棘突下，后正中线旁开 1.5 寸。

主治：①咳嗽、气喘、咯血（咳血）等肺疾；②骨蒸潮热、盗汗（睡着后出汗）等阴虚证；③瘙痒、瘾疹（皮肤上起疹或红或白，时隐时现）等皮肤病。

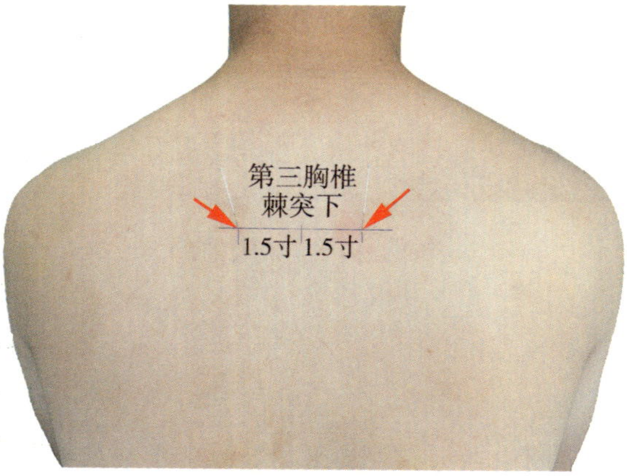

图 2－41　肺俞针刺图

心俞

归经：属于足太阳膀胱经。心的背俞穴。

定位：在脊柱区，第五胸椎棘突下，后正中线旁开 1.5 寸。

主治：①心痛、惊悸、失眠、健忘、癫痫等心与神志病变；②咳嗽、咯血等肺疾；③盗汗、遗精。

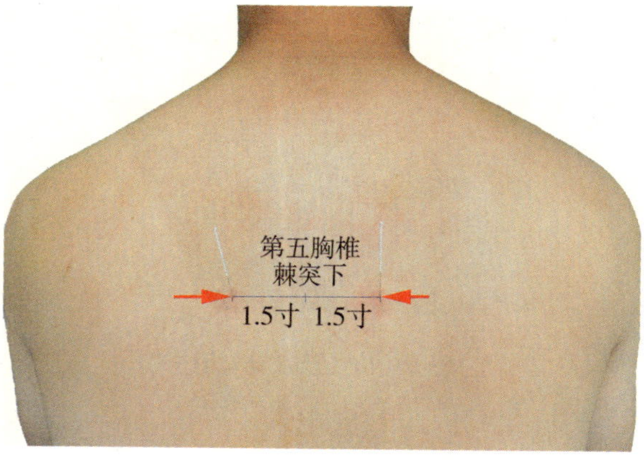

图 2－42　心俞针刺图

肝俞

归经：属于足太阳膀胱经。肝的背俞穴。

定位：在脊柱区，第九胸椎棘突下，后正中线旁开1.5寸。

主治：①胁痛、黄疸等肝胆病症；②目赤、目视不明、目眩、夜盲、迎风流泪等目疾；③癫狂、痫病；④脊背痛。

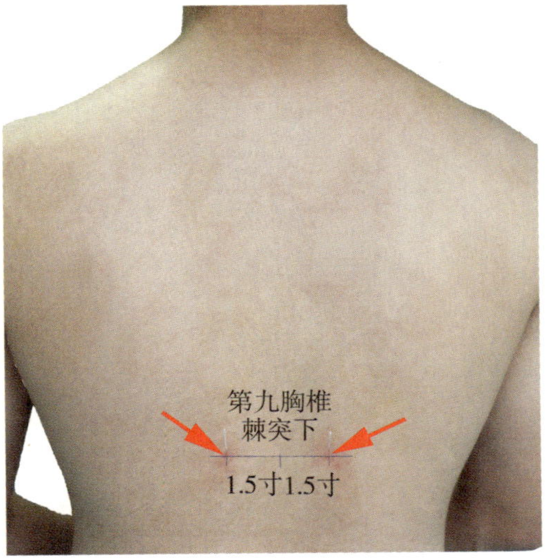

图2－43　肝俞针刺图

胆俞

归经：属于足太阳膀胱经。胆的背俞穴。

定位：在脊柱区，第十胸椎棘突下，后正中线旁开1.5寸。

主治：①黄疸、口苦、胁痛等肝胆病症；②肺痨（肺结核）、潮热。

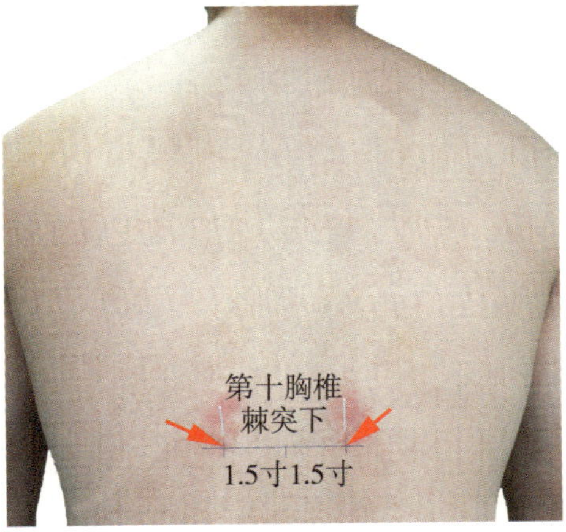

图2－44　胆俞针刺图

脾俞

归经：属于足太阳膀胱经。脾的背俞穴。

定位：在脊柱区，第十一胸椎棘突下，后正中线旁开 1.5 寸。

主治：①腹胀、纳呆、呕吐、腹泻、痢疾、便血、水肿等脾胃肠腑病症；②多食善饥，身体消瘦；③背痛。

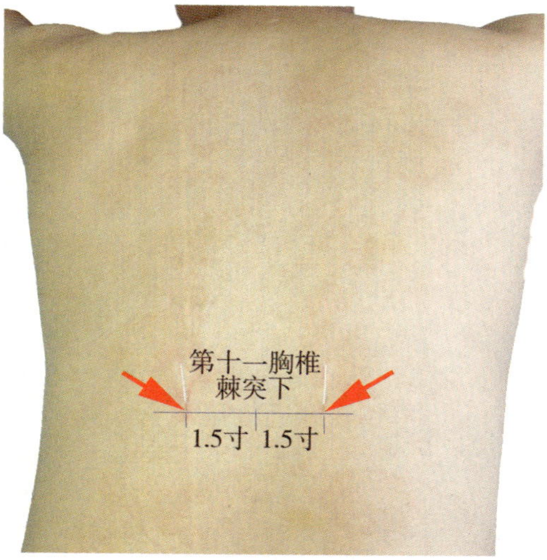

图 2－45 脾俞针刺图

胃俞

归经：属于足太阳膀胱经。胃的背俞穴。

定位：在脊柱区，第十二胸椎棘突下，后正中线旁开 1.5 寸。

主治：①胃脘痛、呕吐、腹胀、肠鸣等胃疾；②多食善饥，身体消瘦。

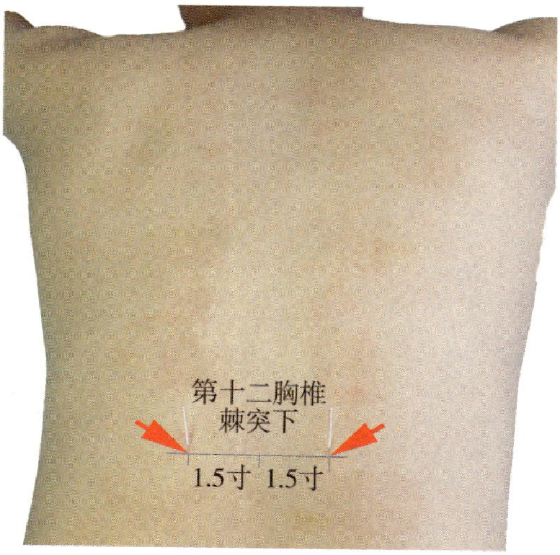

图 2－46 胃俞针刺图

肾俞

归经：属于足太阳膀胱经。肾的背俞穴。

定位：在脊柱区，第二腰椎棘突下，后正中线旁开 1.5 寸。

主治：①头晕、耳鸣、耳聋，腰酸痛等肾虚病症；②遗尿、遗精、阳痿、早泄、不育等泌尿生殖系疾患；③月经不调、带下、不孕等妇科病症；④消渴（表现为多饮、多食、多尿、形体消瘦，多见于糖尿病）。

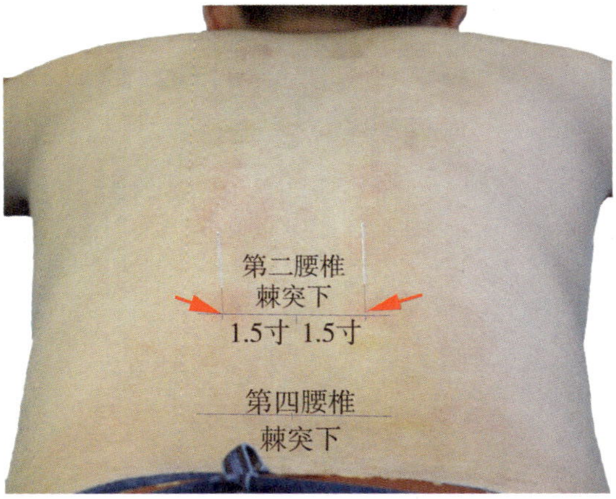

图 2－47 肾俞针刺图

大肠俞

归经：属于足太阳膀胱经。大肠的背俞穴。

定位：在脊柱区，第四腰椎棘突下，后正中线旁开 1.5 寸。

主治：①腰腿痛；②腹胀、腹泻、便秘等胃肠病症。

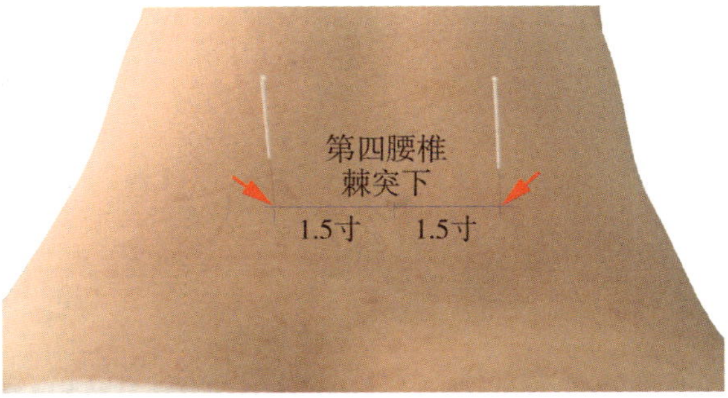

图 2－48 大肠俞针刺图

膏肓

归经：属于足太阳膀胱经。

定位：在脊柱区，第四胸椎棘突下，后正中线旁开3寸。

主治：①咳嗽、气喘、肺痨等肺系虚损病症；②健忘，遗精、盗汗、羸瘦等虚劳病症；③肩胛痛。

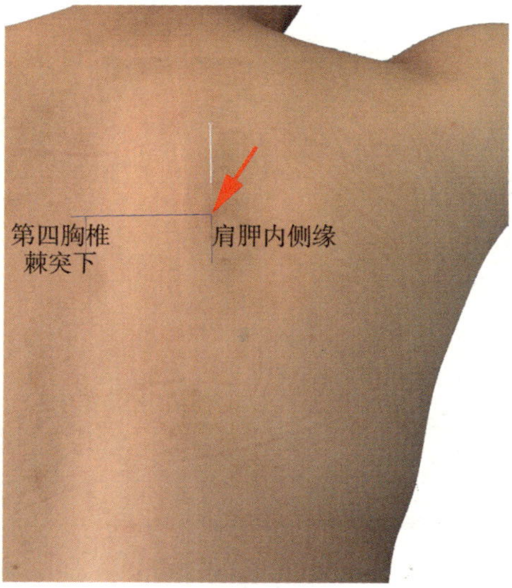

图2－49　膏肓针刺图

命门

归经：属于督脉。

定位：在脊柱区，第二腰椎棘突下凹陷中，后正中线上。

主治：①腰肌强痛，下肢痿痹；②月经不调、赤白带下、痛经、经闭、不孕等妇科病症；③遗精、阳痿、精冷不育、小便频数等男性肾阳不足病症；④小腹冷痛、腹泻。

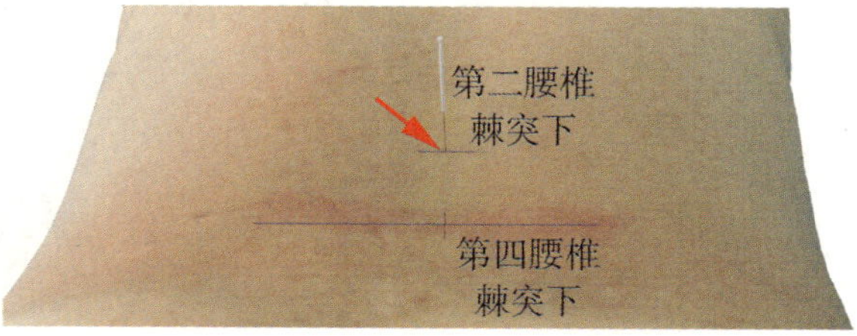

图2－50　命门针刺图

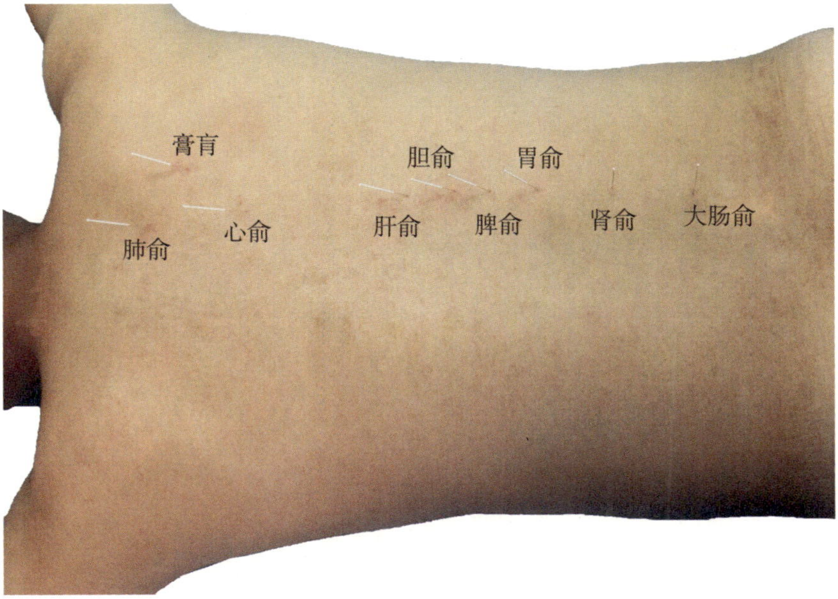

图 2－51　背部腧穴图

夹脊

归经：经外奇穴。

定位：在脊柱区，第一胸椎至第五腰椎棘突下两侧，后正中线旁开 0.5 寸，一侧 17 个穴位。

主治：适用范围较广，上胸部的穴位治疗心肺、上肢疾病；下胸部的穴位治疗胃肠疾病；腰部的穴位治疗腰腹及下肢疾病。

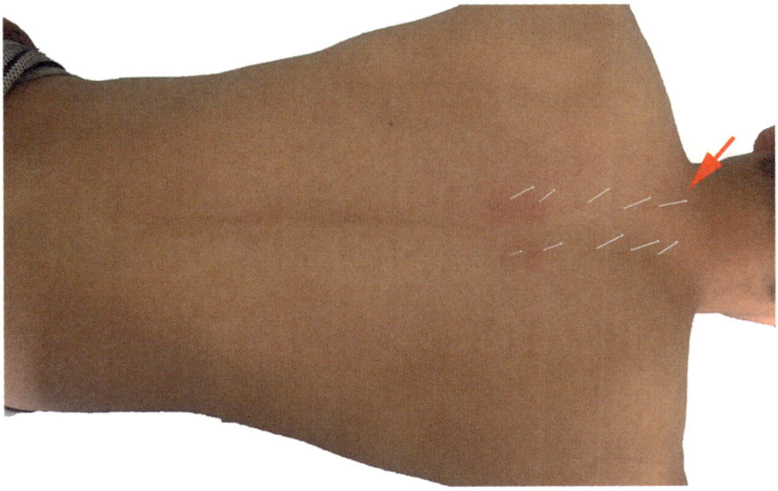

图 2－52　上胸部夹脊穴位针刺图

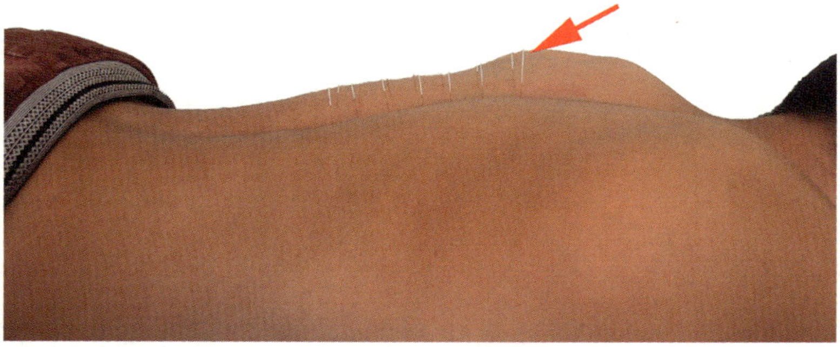

图 2－53　下胸部夹脊穴位针刺图

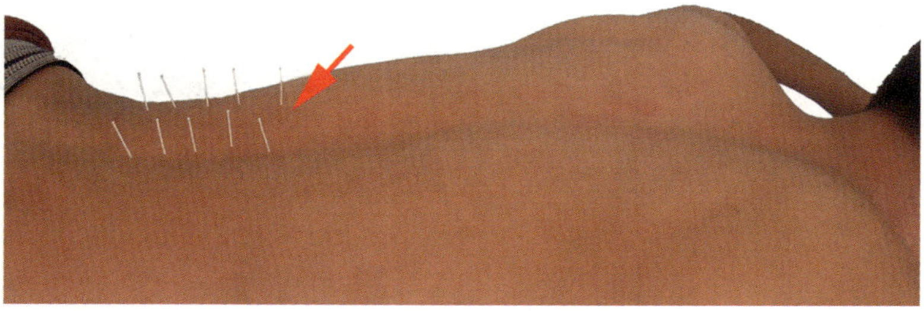

图 2－54　腰部夹脊穴位针刺图

3. 上肢部

列缺

归经：属于手太阴肺经。络穴，八脉交会穴（通任脉）。

定位：在前臂，腕掌侧远端横纹上 1. 5 寸，拇短伸肌腱与拇长展肌腱之间，拇长展肌腱沟的凹陷中。简易取穴：两手虎口自然平直交叉，一手食指按在另一手桡骨茎突上，指尖下凹陷中。

主治：①咳嗽、气喘、咽喉肿痛等肺系病症；②偏正头痛、齿痛、项强痛、口眼歪斜等头面部疾患；③手腕痛。

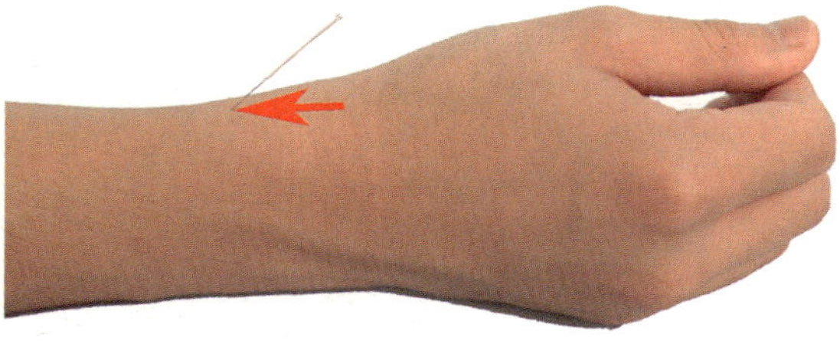

图 2－55　列缺针刺图

合谷

归经：属于手阳明大肠经。原穴（十二经脉每条经脉都有一个位于腕踝附近的原穴，是诊断和治疗该经脉所属脏腑病症的腧穴）。牙拔除术、甲状腺手术等口面五官及颈部手术针麻常用穴。

定位：在手背，第二掌骨桡侧的中点处。简易取穴：以一手的拇指指间关节横纹，放在另一手拇、食指之间的指蹼缘上，当拇指尖下。

主治：①头痛、目赤肿痛、齿痛、鼽衄、口眼歪斜、耳聋等头面五官诸疾；②发热恶寒等外感病症；③热病无汗或多汗；④经闭、滞产（总产程超过24小时的分娩困难）等妇科病症。

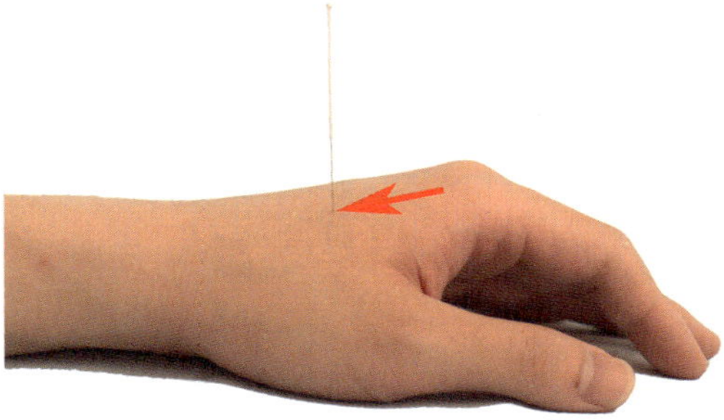

图2-56 合谷针刺图

曲池

归经：属于手阳明大肠经。合穴（十二经脉从指、趾尖向肘、膝方向依序排列着井、荥、输、经、合五种腧穴，分别代表着经脉之气从小到大的发展趋势。其中合穴常用于治疗内腑疾患）。

定位：在肘区，尺泽与肱骨外上髁连线中点凹陷处。

主治：①手臂痹痛、上肢不遂等上肢病症；②热病；③眩晕；④腹痛、吐泻等肠胃病症；⑤咽喉肿痛、齿痛、目赤肿痛等热性病症；⑥瘾疹、湿疹、瘰疬等皮肤科疾患；⑦癫狂。

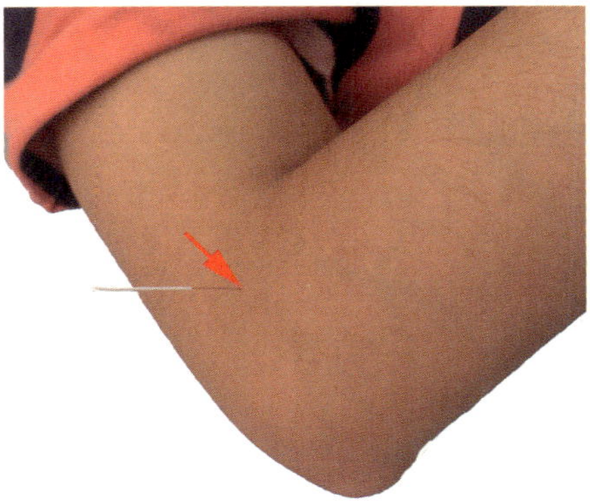

图2-57 曲池针刺图

肩髃

归经：属于手阳明大肠经。

定位：在三角肌区，肩峰外侧缘前端与肱骨大结节两骨间凹陷中。简易取穴：屈臂外展，肩峰外侧缘呈现前后两个凹陷，前下方的凹陷即是本穴。

主治：①肩臂挛痛、上肢不遂等病症；②瘾疹。

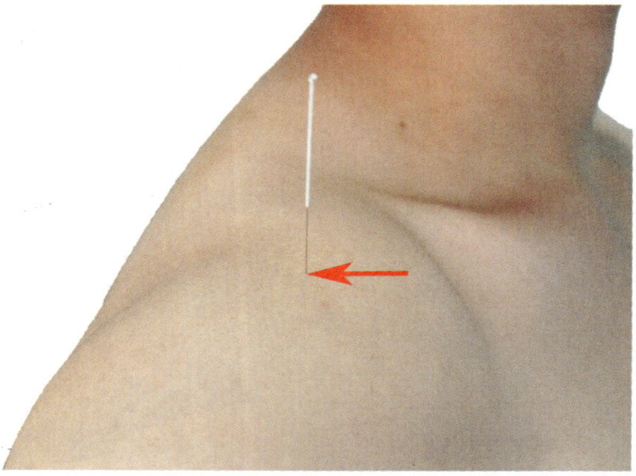

图 2－58　肩髃针刺图

神门

归经：属于手少阴心经。输穴，原穴。

定位：在腕前区，腕掌侧远端横纹尺侧端，尺侧腕屈肌腱的桡侧缘。

主治：①心痛、心烦、惊悸、怔忡、健忘、失眠、痴呆、癫狂、痫病等心与神志病症；②高血压；③胸胁痛。

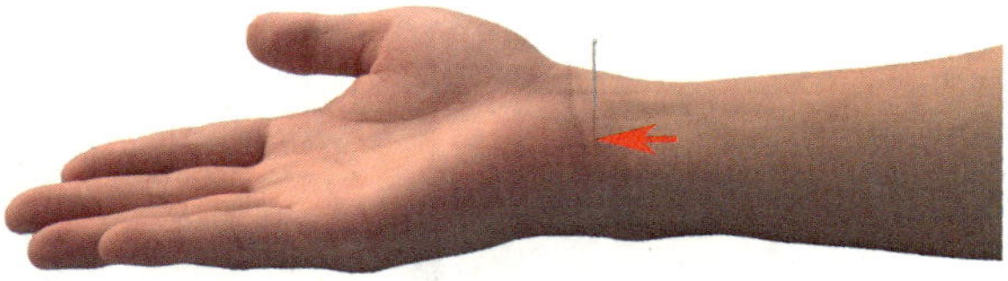

图 2－59　神门针刺图

后溪

归经：属于手太阳小肠经。输穴，八脉交会穴（通督脉）。

定位：在手内侧，第五掌指关节尺侧近端赤白肉际凹陷中。

主治：①头项强痛、腰背痛、手指及肘臂挛痛等痛症；②耳聋，目赤；③癫狂，痫病；④疟疾。

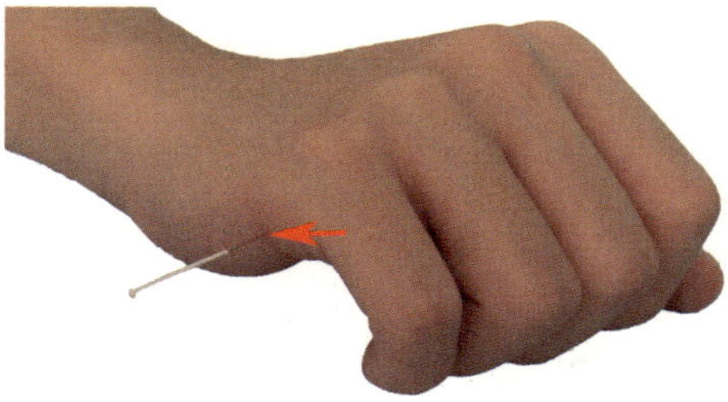

图 2－60 后溪针刺图

内关

归经：属于手厥阴心包经。络穴，八脉交会穴（通阴维脉）。

定位：在前臂前区，腕掌侧远端横纹上 2 寸，掌长肌腱与桡侧腕屈肌腱之间。

主治：①心痛、胸闷、心动过速或过缓等心系病症；②胃痛、呕吐、呃逆等胃腑病症；③中风，偏瘫，眩晕，偏头痛；④失眠、郁证、癫狂、痫病等神志病症；⑤肘臂挛痛。

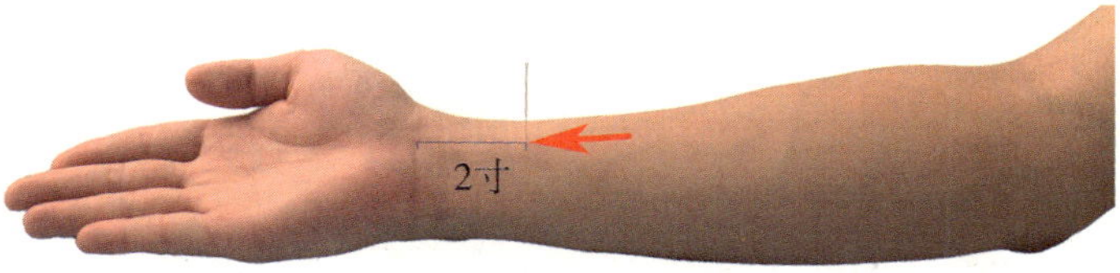

图 2－61 内关针刺图

劳宫

归经：属于手厥阴心包经。荥穴。

定位：在掌区，横平第三掌指关节近端，第二、三掌骨之间偏于第三掌骨。简易取穴：握拳，中指尖下是穴。

主治：①中风昏迷、中暑等急症；②心痛、烦闷、癫狂、痫病等心与神志疾患；③口疮（口腔溃疡）、口臭；④鹅掌风（手癣，手掌部真菌感染）。

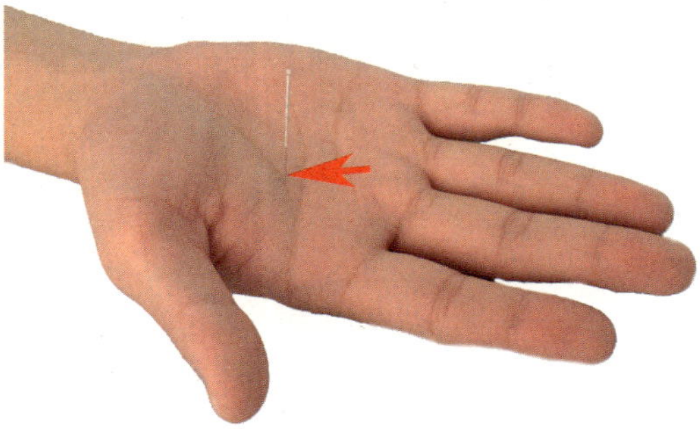

图 2－62　劳宫针刺图

外关

归经：属于手少阳三焦经。络穴，八脉交会穴（通阳维脉）。

定位：在前臂后区，腕背侧远端横纹上 2 寸，尺骨与桡骨间隙中点。

主治：①热病；②头痛、目赤肿痛、耳鸣、耳聋等头面五官疾患；③瘰疬；④胁肋痛；⑤上肢痿痹不遂（上肢肌肉萎缩无力）。

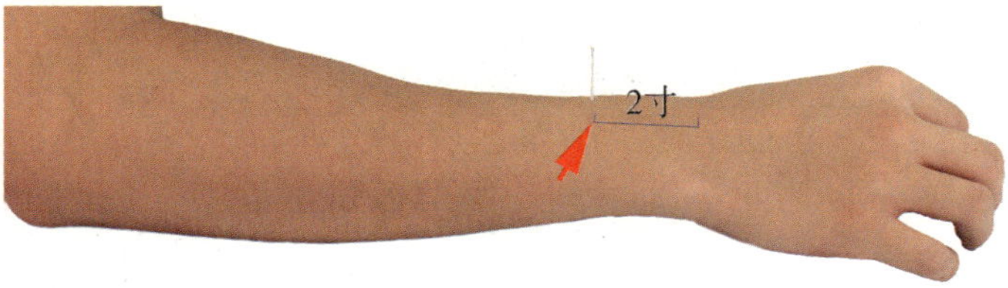

图 2－63　外关针刺图

4. 下肢部

足三里

归经：属于足阳明胃经。合穴，胃下合穴（在下肢的治疗内腑的腧穴）。强壮保健穴。

定位：在小腿外侧，犊鼻下3寸，胫骨前嵴外一横指处，犊鼻与解溪连线上。

主治：①胃痛、呕吐、噎嗝（饮食不下，食入即吐）、腹胀、腹泻、痢疾、便秘等胃肠病症；②下肢痿痹；③癫狂等神志病；④乳痈、肠痈等外科疾患；⑤虚劳诸症。

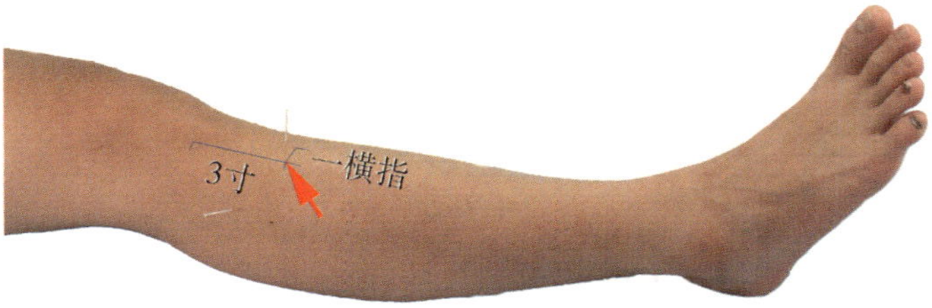

图2－64　足三里针刺图

上巨虚

归经：属于足阳明胃经。大肠下合穴。

定位：在小腿前外侧，犊鼻下6寸，犊鼻与解溪连线上。

主治：①肠鸣、腹痛、腹泻、便秘、肠痈、痢疾等胃肠病症；②下肢痿痹。

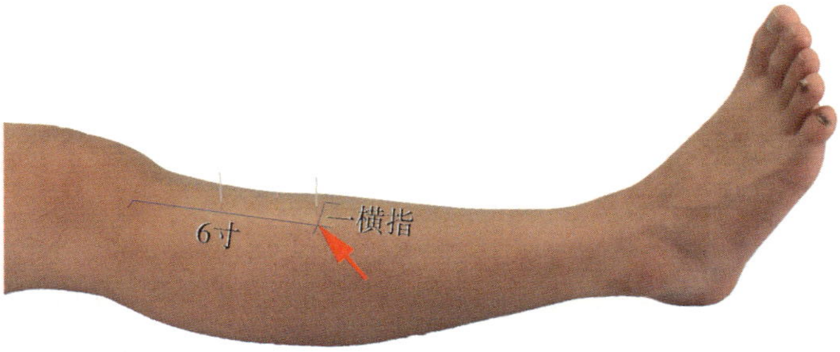

图2－65　上巨虚针刺图

三阴交

归经：属于足太阴脾经。足太阴、厥阴、少阴经交会穴。

定位：在小腿内侧，内踝尖上 3 寸，胫骨内侧缘后际。

主治：①肠鸣、腹胀、腹泻等脾胃虚弱诸症；②月经不调、带下、阴挺、不育、滞产等妇科病症；③遗精、阳痿、遗尿等生殖泌尿系疾患；④心悸、失眠、高血压；⑤下肢痿痹；⑥阴虚诸病症。

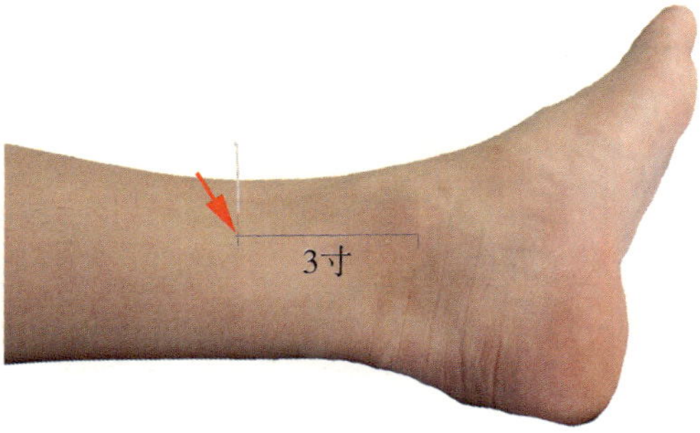

图 2－66　三阴交针刺图

阴陵泉

归经：属于足太阴脾经。合穴。

定位：在小腿内侧，胫骨内侧髁下缘与胫骨内侧缘之间的凹陷中。

主治：①腹胀，腹泻，水肿，黄疸；②小便不利，遗尿，尿失禁；③阴部痛，痛经，遗精；④膝痛。

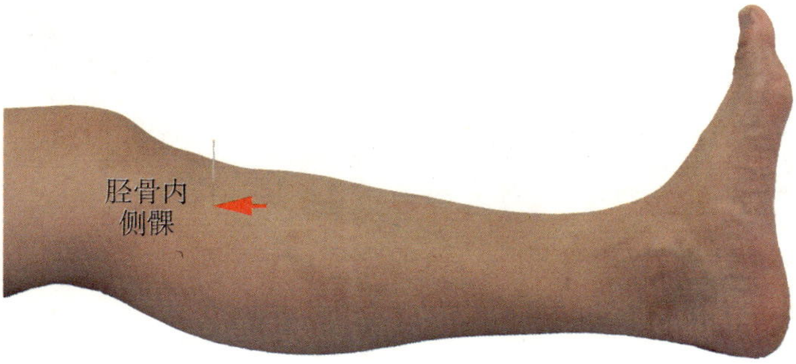

图 2－67　阴陵泉针刺图

血海

归经：属于足太阴脾经。

定位：在股前区，髌底内侧端上 2 寸，股内侧肌隆起处。

主治：①月经不调、痛经、经闭等妇科病；②瘾疹、湿疹、丹毒（真皮浅层淋巴感染）等血热性皮肤病；③膝股内侧痛。

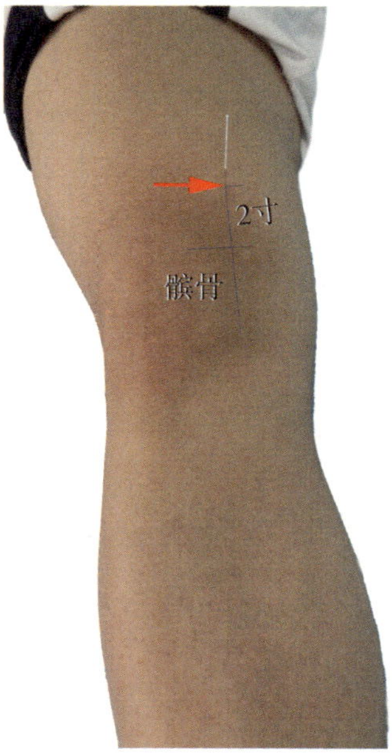

图 2－68　血海针刺图

委中

归经：属于足太阳膀胱经。合穴，膀胱下合穴。

定位：在膝后区，腘横纹中点。

主治：①腰背痛、下肢痿痹等腰及下肢病症；②腹痛、急性吐泻等急症；③瘾疹，丹毒；④小便不利，遗尿。

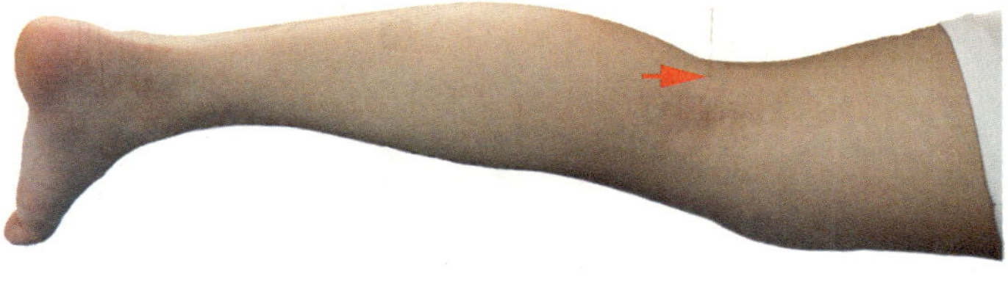

图 2－69　委中针刺图

涌泉

归经：属于足少阴肾经。井穴。

定位：在足底部，屈足时卷趾足心最凹陷处，足底第二、三跖趾缝纹头端与足跟连线的前1/3与后2/3交点上。

主治：①昏厥、中暑、小儿惊风、癫狂、痫病等急症及神志病症；②头痛，头晕，目眩，失眠；③咯血、咽喉肿痛、喉痹（咽部肿痛，吞咽不利）、失音等肺系病症；④大便难，小便不利；⑤奔豚气（自觉有气从下腹上冲胸咽的病症）；⑥足心热。

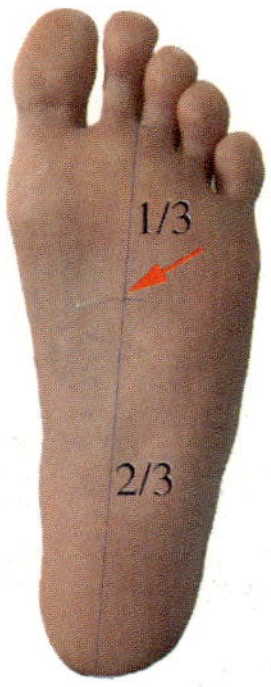

图 2－70　涌泉针刺图

太溪

归经：属于足少阴肾经。输穴，原穴。

定位：在足踝区，内踝尖与跟腱之间的凹陷中。

主治：①头痛、目眩、失眠、健忘、遗精、阳痿等肾虚病症；②咽喉肿痛、齿痛、耳聋、耳鸣等阴虚性病症；③咳嗽、气喘、胸痛、咯血等肺系疾患；④消渴，小便频数，便秘；⑤月经不调；⑥腰脊痛，下肢厥冷，内踝肿痛。

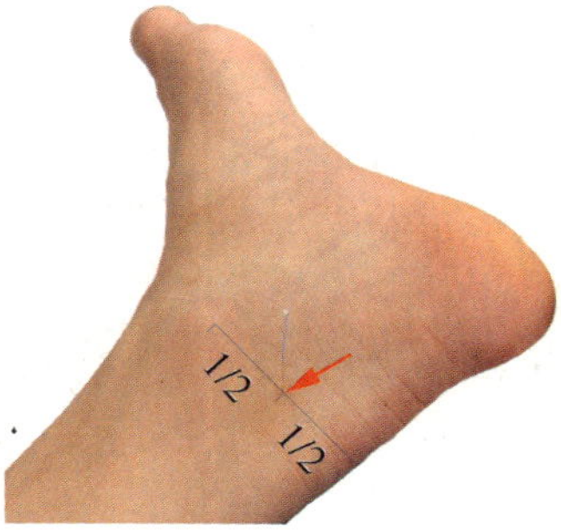

图 2－71　太溪针刺图

阳陵泉

归经：属于足少阳胆经。合穴，胆下合穴，八会穴之筋会。

定位：在小腿外侧，腓骨头前下方凹陷处。

主治：①黄疸、胁痛、口苦、呕吐、吞酸等肝胆犯胃病症；②膝肿痛、下肢痿痹及麻木等下肢、膝关节疾患；③小儿惊风。

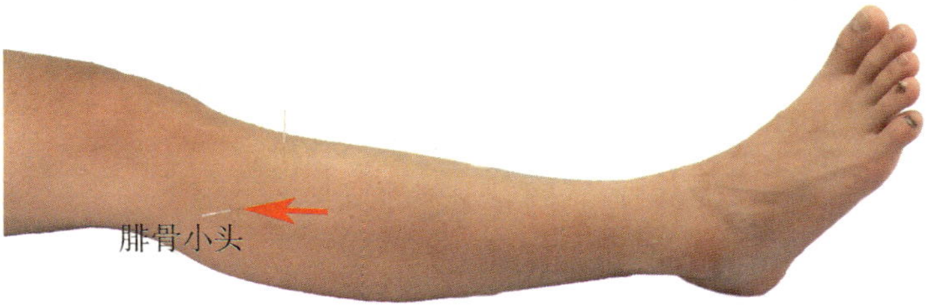

图 2－72 阳陵泉针刺图

悬钟

归经：属于足少阳胆经。八会穴之髓会。

定位：在小腿外侧，外踝尖上 3 寸，腓骨前缘。

主治：①痴呆、中风等髓海不足疾患；②颈项强痛，胸胁胀痛，下肢痿痹。

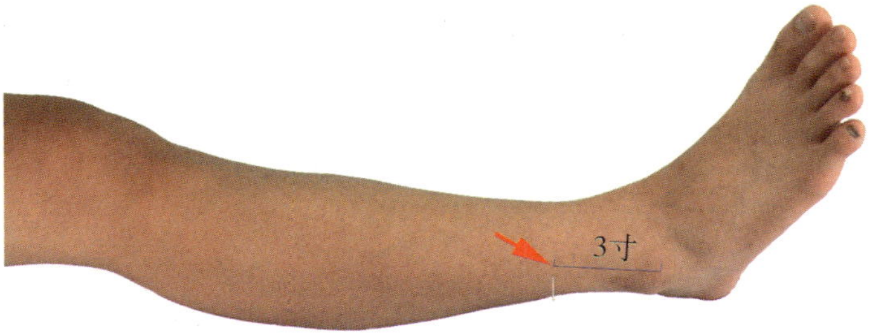

图 2－73 悬钟针刺图

丘墟

归经：属于足少阳胆经。原穴。

定位：在踝区，足外踝的前下方，趾长伸肌腱的外侧凹陷处。

主治：①目赤肿痛、目翳（类似球结膜增生，眼内生长遮蔽眼球）等目疾；②颈项痛、腋下肿、胸胁痛、外踝肿痛等痛症；③足内翻、足下垂。

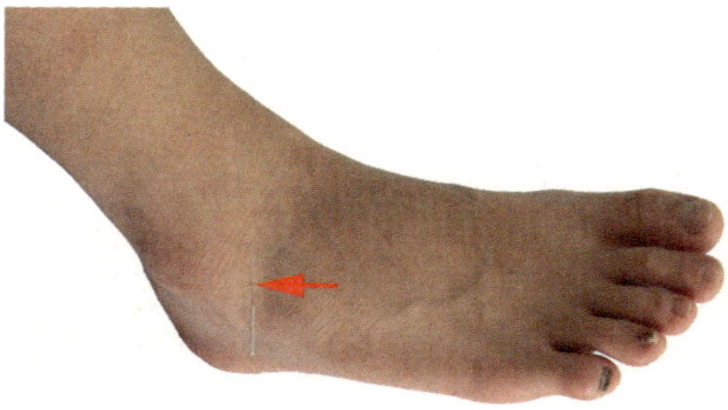

图 2－74　丘墟针刺图

太冲

归经：属于足厥阴肝经。输穴，原穴。

定位：在足背，第一、二跖骨底结合部前方凹陷中。

主治：①中风、癫狂、痫病、小儿惊风、头痛、眩晕、耳鸣、目赤肿痛、口歪、咽痛等肝经风热病症；②月经不调、痛经、经闭、崩漏、带下、难产等妇科病症；③胁痛、腹胀、黄疸、呃逆等肝胆病症；④癃闭（尿潴留，小便排出困难），遗尿；⑤足跗肿痛，下肢痿痹。

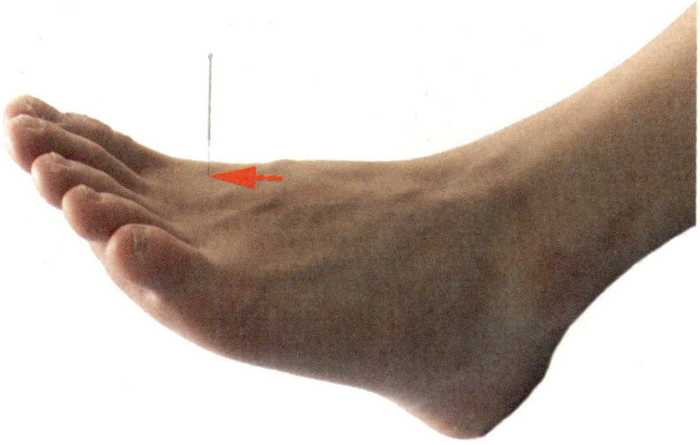

图 2－75　太冲针刺图

第三章 保健针灸基本操作技术

第一节 针法

一 针具

针具是针刺用具的简称。目前临床上使用的针具大体可分为两大类：传统针具和现代针具。前者历史悠久、运用广泛、作用独特、疗效显著；后者设计合理、操作规范、定性定量、安全有效。

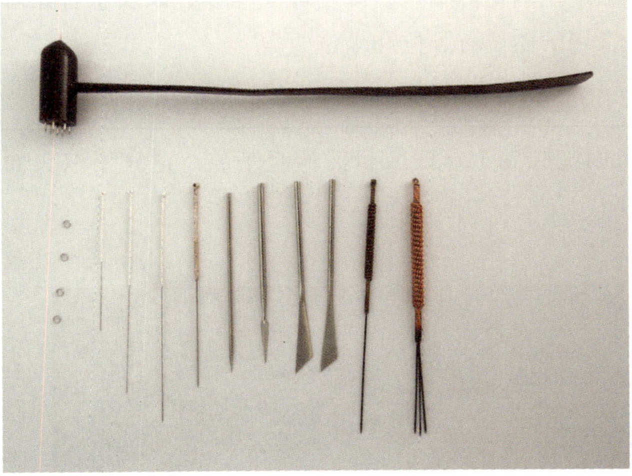

图 3－1 现代临床常用针具

传统针具多指《灵枢·九针十二原》记载的九种不同形状和用途的针刺金属用具，包括镵针、圆针、鍉针、锋针、铍针、圆利针、毫针、长针、大针，统称为九针。现代针具多由九针发展而来，品种多样，规格齐全，可以满足针灸临床的需要。现代制作的毫针细长尖锐、坚韧耐用，适用于全身各部位腧穴的针刺，不仅可以减轻进针时的疼痛感，而且安全可靠，作为针灸临床最常用的针具，被广泛运用于内、外、妇、儿各科病症。现代的芒针由九针的长针发展而来，针身长度在 5 寸以上，可用于深刺和透刺。现代的火针由九针之大针发展而来，现在多由钨钢制成，并有单头和多头之分，烧红针身后点刺，适用于寒痹、虚寒病症和某些外科、皮肤科病症。现代的三棱针由传统九针的锋针改制而成，针身较粗，针尖具有三道锋利的刀刃，作为针刺放血的工具。

以九针为原型，后人又发明了皮肤针、皮内针、针刀等针具。在临床实践中，可根据不同病症和刺法需要，选择使用不同的针具。

二 针刺前准备

针刺治疗前往往需要进行一些必要的准备工作，归纳起来可以分为两个方面：针灸医师的准备工作和患者的准备工作。做好充分的针刺前准备既可以提高针刺的治疗效果，也可以预防出现针刺异常情况。

（一）医者针刺前准备

切实做好相关消毒工作，预防发生感染事故。针刺前消毒的范围包括：针具器械、医者双手、患者施术部位、治疗室等。条件许可的情况下，宜选用一次性无菌针具。

收集患者四诊和相关检查结果，认真辨证处方，对选穴、针刺方法和刺激量均心中有数。耐心向患者宣讲针刺疗法的相关知识及流程，消除患者的精神紧张，以取得患者的配合。根据治疗及患者具体情况，指导患者准备好合适的针刺体位。

（二）患者的针刺体位

患者针刺体位的选择，应以有利于医生正确定位腧穴，便于针灸操作，以及患者在留针期间舒适、不易疲劳为原则。临床上常用的体位有卧位和坐位两类。

1. 卧位

（1）仰卧位。平躺于治疗床上，头面胸腹朝上，四肢自然伸直平放。适宜于取头面部、胸腹部和四肢的部分腧穴时选用。

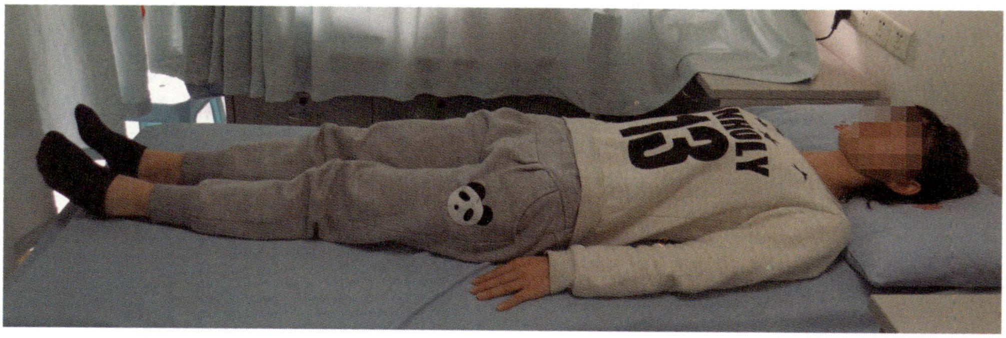

图 3－2　仰卧位

（2）侧卧位。侧卧于治疗床上，四肢自然屈曲。适宜于取身体侧面少阳经腧穴和上下肢部分腧穴时选用。

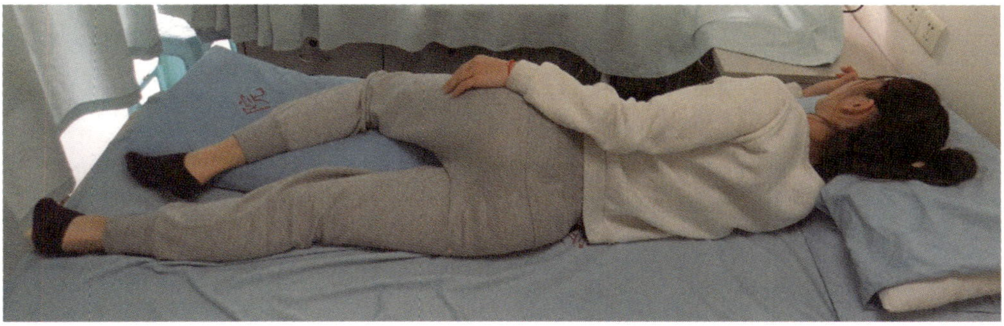

图 3－3　侧卧位

（3）俯卧位。俯卧于治疗床上，头面胸腹朝下，下肢自然平伸，上肢可根据需要自然屈曲。适宜于取头部、颈部、背腰骶部和四肢部分腧穴时选用。

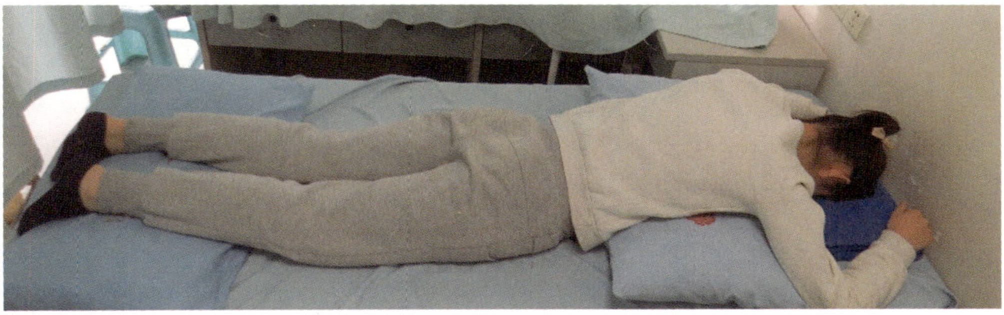

图 3－4　俯卧位

2. 坐位

（1）仰靠坐位。背靠坐于治疗椅上，头仰起靠于椅背。适宜于取前头、颜面和颈前部分腧穴时选用。

（2）俯伏坐位。伏坐于治疗椅上，头自然低俯平靠于椅背。适宜于取后头、颈项和背部部分腧穴时选用。

（3）侧伏坐位。坐在治疗椅上，头侧伏于椅背或治疗床上。适宜于取侧头部、面颊和耳前后腧穴时选用。

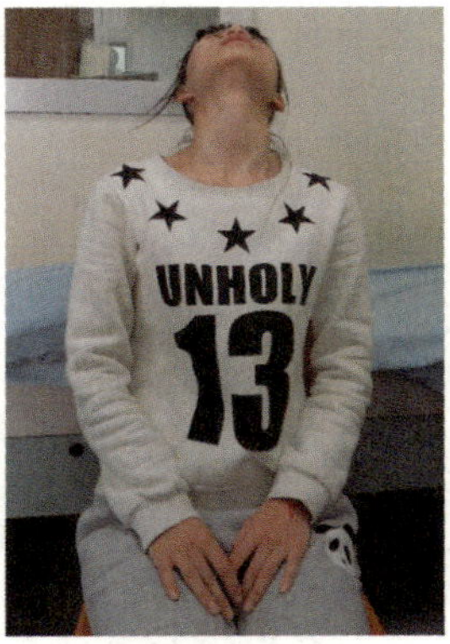

图 3－5　仰靠坐位

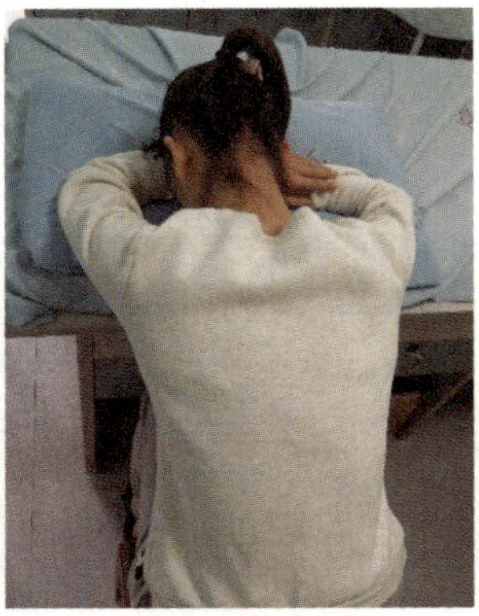

图 3－6　俯伏坐位

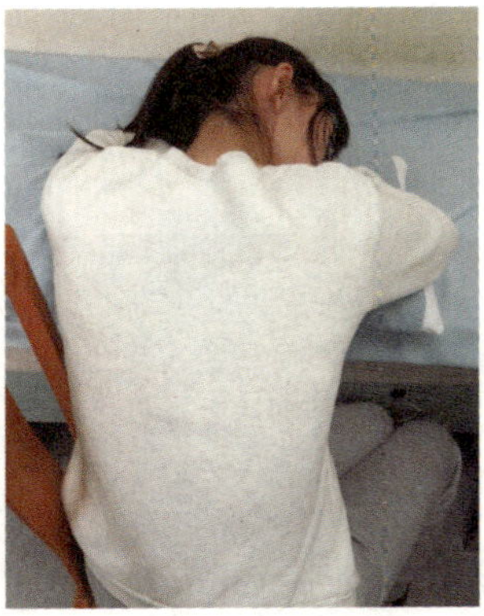

图 3－7　侧伏坐位

对于初诊精神紧张或年老、体弱、病重者，宜采取卧位，以防针刺异常情况发生。

三 毫针刺法

毫针刺法是指运用毫针针具，通过一定的手法刺激机体腧穴，以防治疾病的方法。毫针刺法是针灸临床中运用最多、手法最丰富、应用最广泛的针灸治疗方法。

（一）毫针的构造与规格

1. 毫针的构造

毫针是针灸临床上最常用的一种针具，由针尖、针身、针根、针柄和针尾五部分构成。针尖指针身的尖端部分，是毫针刺入腧穴的关键部位，一般要求“尖而不锐，圆而不钝”；针身指针尖到针根之间的部分，决定了毫针能刺入腧穴的深度；针根指针身和针柄连接处，是观察针身刺入腧穴深度和提插幅度的标志；针柄指针根到针尾间的部分，是医者进针或运针时的持针部位，也是电针的电线接触导电的部位；针尾是针柄的末端部分，是温针时艾绒附着的部位。

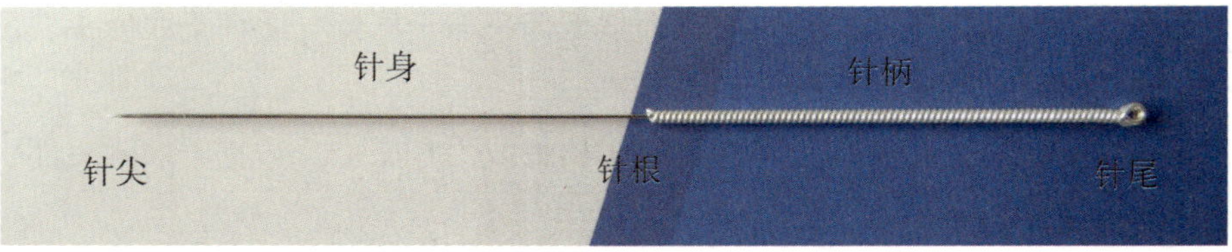

图 3－8　毫针结构示意图

临床上使用的毫针有不同的材质，如金、银、铁、铜等，但以不锈钢最为常用，因为不锈钢制作的毫针强度高、韧性好，具有耐高热、防生锈、不易腐蚀、针身挺直滑利等优点。另外，根据针柄与针尾构成和形态不同，毫针还可分为环柄针、花柄针、平柄针和管柄针，后两种主要在进针器和进针管进针时使用。

2. 毫针的规格

毫针的规格，以针体的粗细和长度进行区分，长度从半寸（13mm）到4寸（100mm），粗细从直径0.16mm到0.45mm。各种毫针规格见表3-1。

表3-1 毫针规格表

规格（寸）	0.5	1	1.5	2	3	4
长度（mm）	13	25	40	50	75	100
直径（mm）	0.16	0.16	0.16			
	0.18	0.18	0.18			
	0.20	0.20	0.20	0.20		
	0.25	0.25	0.25	0.25	0.25	
	0.30	0.30	0.30	0.30	0.30	0.30
	0.35	0.35	0.35	0.35	0.35	0.35
	0.40	0.40	0.40	0.40	0.40	0.40
	0.45	0.45	0.45	0.45	0.45	0.45

临床上使用的毫针，以长度为1～3寸和直径为0.20～0.30mm最为常用。短毫针主要用于皮肉浅薄部位的腧穴，长毫针多用于肌肉丰厚部位的腧穴。

（二）毫针刺法的练习

针刺练习，包括对指力、手法和手感的锻炼。良好的指力是施行针刺手法的基础，熟练的手法和敏锐的手感是针刺治病获效的保证。通过经常练习，使指力充足、手法熟练、手感敏锐，则在临床中可以做到进针快而不痛，各种手法运用自如；反之，若指力不足，手法生疏，则在针刺时难以控制针体，进针困难且患者痛感明显，行针动作不协调，进而影响针刺疗效。因此，初学者应当对毫针刺法勤加练习，一般分为指力练习、手法练习和手感练习。

1. 指力练习

主要在由松软纸张折叠而成的纸垫上进行。练习时，手持针柄，使针身垂直于纸垫，然后捻动针柄，并逐渐加力，将针刺入纸垫，并继续捻转针柄直至穿透，再捻转退针，另换一处，反复练习。

2. 手法练习

主要在由白布包裹的棉团上进行。练习时，将针刺入棉团，在原处做上提下插和捻转的动作，要求提插深浅适宜，幅度均匀，针身垂直，捻转角度来回一致，逐步达到动作连贯、协调、运用自如。

3. 手感练习

主要在由瓦楞纸制成的纸垫上进行。练习时，应聚精会神，仔细体会针下的感觉，通过长久练习，便可提高对针下感觉的敏锐觉察能力。在此基础上，可在自身或他人身上试针，并体会手感。

（三）毫针的选择

在临床上，应根据患者的性别、年龄、胖瘦、体质强弱、病情虚实、病位表里、拟针刺腧穴部位等，选择长短、粗细适宜的毫针。如男性患者，体质强壮、形态肥胖、病变部位较深者，可选择较粗、较长的毫针；反之，若女性患者，体质虚弱、形态瘦小、病变部位较浅者，就应选择较细、较短的毫针。此外，若拟选腧穴所在部位皮薄肉少，针刺宜浅，应选短而细的毫针；若拟选腧穴所在部位皮厚肉多，针刺宜深，应选粗而长的毫针。所选毫针的针身长度应稍长于腧穴应该达到的深度，针刺时有部分针身露于体表之外。总之，选择毫针应适宜，方能取得满意的治疗效果。

（四）毫针基本操作技术

1. 进针法

进针法指将毫针刺入腧穴的方法。临床上一般以右手持针操作称为“刺手”，左手爪切按压针刺部位或辅助固定针身称为“押手”。常用的进针法可分为三种：

（1）单手进针法。

单手进针法指仅用刺手将针刺入腧穴的方法，多用于较短毫针。操作时，用刺手拇指和食指持针，中指指端紧靠拟刺腧穴，指腹抵住针身，当拇指、食指持针向下用力时，中指也随之屈曲，将针刺入腧穴。

（2）双手进针法。

双手进针法指由刺手和押手相互配合，将针刺入腧穴的方法。常用的双手进针法有以下几种：

指切进针法：用押手指端切按于拟刺腧穴上，刺手持针，紧靠押手切按腧穴的手指指甲面将针刺入腧穴的方法。

夹持进针法：用押手拇、食两指持捏无菌干棉球，夹住针身下端，将针尖固定于拟刺腧穴表面，刺手向下捻动针柄的同时押手向下用力，将针刺入腧穴的方法。

舒张进针法：用押手食指和中指将拟刺腧穴的皮肤向两侧撑开，使皮肤绷紧，刺手持针，从押手食、中两指间刺入腧穴的方法。

提捏进针法：用押手拇指和食指将拟刺腧穴的皮肤捏起，刺手持针，从捏起皮肤的上端刺入腧穴的方法。

（3）针管进针法。

针管进针法指利用针管将针刺入腧穴的方法。操作时，将针插入针管内，针尖与针管下端相平，置于拟刺腧穴上，押手持针管，用刺手食指叩打针尾，将针刺入皮肤内，然后退出针管，再将针刺入拟刺腧穴应到达的深度。此法进针不痛，多用于儿童和惧怕针刺者。

2. 针刺的方向、角度和深度

在针刺实践中，掌握好正确的针刺方向、角度和深度甚为重要，既可确保腧穴深层次定位的正确性，也可增强针感、提高疗效和防止意外。同一腧穴，由于针刺的方向、角度和深度的不同，所产生针感强弱、感传方向和治疗效果会有很明显的差异。针刺的方向、角度和深度，应根据针刺腧穴所在部位、患者体质、临床辨证结果和针刺手法等实际情况，灵活运用。

（1）针刺的方向指进针时针尖的朝向。临床上一般是依经脉循行的方向、病变部位来确定，也有某些特定腧穴必须朝某个特定方向方能保证治疗效果和针刺安全。

（2）针刺的角度指进针时针身和腧穴皮肤表面所形成的夹角。它是根据腧穴所在位置和医者针刺时要达到的目的而确定的。一般可分为三种角度：直刺90°、斜刺45°、平刺15°以下。

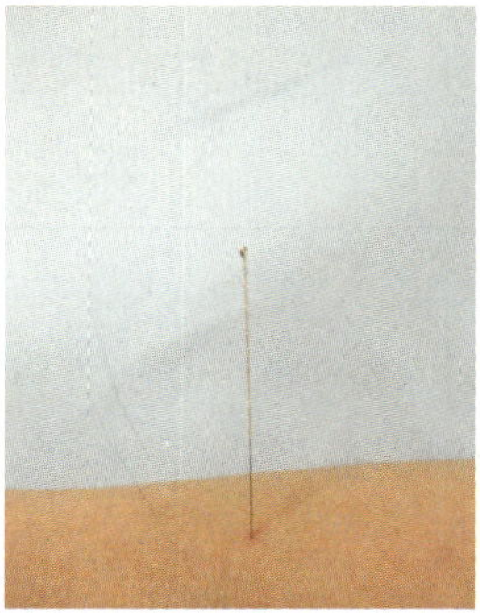

图3-9 直刺

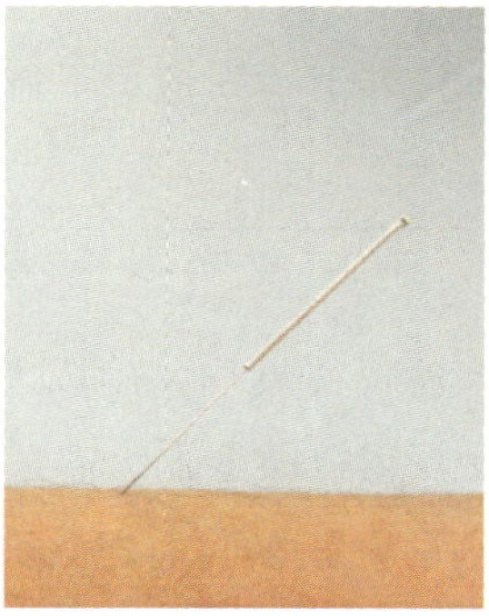

图3-10 斜刺

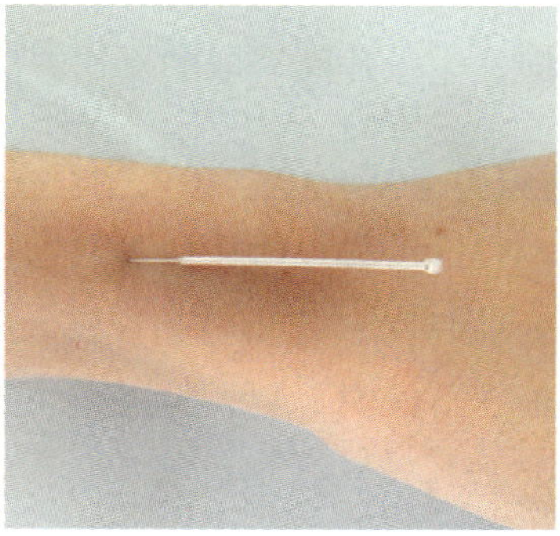

图3-11 平刺

（3）针刺的深度指针身刺入腧穴的长度。针刺深度的确定以安全且得气为原则，具体当根据腧穴属性、病情结果和患者体质等情况综合分析确定。

（五）得气

1. 得气的概念

得气是指毫针刺入腧穴一定深度后，施以一定的行针手法，使针刺部位获得经气感应。针下是否得气，可以从患者对针刺的感觉和医者刺手下的感觉两个方面来分析判断。当针刺得气时，患者自觉针刺部位有酸、麻、胀、重等感觉，有时出现热、凉、痒、痛、抽搐、蚁行感等感觉，有时出现向着一定的方向和部位传导、扩散等现象；医者的刺手则能体会到针下沉紧、涩滞或针体颤动等感觉。若针下未得气，则患者无任何特殊感觉或反应，医者刺手也感觉到针下空松、虚滑。

2. 得气的意义

得气与否以及得气的快慢，是针刺能否获得疗效的关键。《灵枢·九针十二原》云："刺之要，气至而有效。"临床上一般是得气迅速时，起效较快；得气迟缓时，起效较慢；若不得气，则疗效较差。另外，得气还是施行补泻手法的基础和前提。

3. 影响得气的因素

影响得气的因素主要包括患者、医者和环境因素。患者体质虚弱、病久体虚、正气虚惫，以致经气不足，或其他原因致使感觉迟钝、丧失，则不易得气；医者腧穴定位不准，针刺角度有误，深浅失度或手法运用不当等，均可影响得气的产生；气候寒冷或温暖，阴雨或晴天，也会影响得气的快慢和效果。

（六）行针手法

行针是指毫针刺入腧穴后，为使患者得气，或进一步调整针感的强弱，以及使针感向所需方向发生感传而采取的操作方法。行针手法包括基本行针手法和辅助行针手法两类。

1. 基本行针手法

基本行针手法包括提插法和捻转法：

（1）提插法：是指将毫针刺入腧穴所需深度后，施以上提下插的操作方法，将针向上引退为提，将针向下刺入为插，如此反复运针做上下纵向运动即为提插法。

（2）捻转法：是指将毫针刺入腧穴后，施以向前向后捻转动作，使针在腧穴内反复来回旋转的操作方法。

2. 辅助行针手法

辅助行针手法是基本行针手法的补充，是以促使得气和加强针刺感应为目的的操作方法。临床上常用的辅助行针手法主要有 6 种：循法、弹法、刮法、飞法、摇法和震颤法。

循法可用于推动气血运行，激发经气促使针刺后易于得气；弹法和刮法可用于不宜施行大角度捻转的腧穴；飞法可用于某些肌肉丰厚部位的腧穴；摇法和震颤法可用于部位较为浅表的腧穴。在临床针刺实践中，常通过各种行针手法的配合运用，促使针后得气或加强针感，以起到疏通经络、调和气血和防治疾病的作用。

（七）毫针补泻手法

毫针刺入腧穴一定深度后，施行一定的针刺手法，可以达到补虚泻实的作用。针刺补泻是通过针刺腧穴，运用一定的手法激发经气以鼓舞正气、疏泄病邪而防治疾病的方法。针刺补泻是针对患者不同的机能状态和疾病性质而言的：针刺补法鼓舞人体正气，使低下的机能状态恢复旺盛；针刺泻法可疏泄病邪，使亢进的机能状态恢复正常。毫针补泻手法是实现针刺补泻最主要的手段和方法，可分为单式补泻手法和复式补泻手法。单式补泻手法有 7 种：捻转补泻、提插补泻、徐疾补泻、迎随补泻、呼吸补泻、开阖补泻和平补平泻。临床上常用的复式补泻手法有烧山火和透天凉。

临床实践和实验研究表明，针刺时机体的功能状态是影响针刺补泻效果的主要因素。在同一机能状态下，补泻手法作为促使机体虚实状态转化的主要手段，若能结合腧穴的相对特异性针刺，将可取得较好的针刺补泻效果。

（八）留针与出针

1. 留针

毫针刺入腧穴并施行手法后，将针留置于腧穴内，称为留针。留针的目的是加强针刺的作用和便于继续行针施术。留针期间若不再施行任何手法，称为静留针；若施行一定的守气、行气和补泻手法，称为动留针。临床实践中，留针与否不可一概而论。

2. 出针

在施行针刺手法或留针达到针刺治疗目的后，即可出针。操作时，一般是以左手持无菌干棉球轻压于针刺部位，右手持针做小幅度捻转，并随势将针缓慢退至皮下，静留片刻，然后出针。

（九）针刺异常情况的处理和预防

毫针刺法虽然比较安全，但如果操作不规范，疏忽大意，或针刺手法不当，或对针刺部位解剖结构缺乏全面了解，或犯刺禁，有时也会出现一些异常情况。临床上常见的有以下几种：

1. 晕针

晕针是指在针刺过程中发生的晕厥现象。常见于患者体质虚弱，精神紧张，或疲劳、饥饿，大汗、大泻、大出血之后，或体位不当，或医者手法过重。在临床针刺实践中，若发生晕针，当立即停止针刺，将针全部取出。让患者平卧，松开衣带，注意保暖。轻者仰卧片刻，给饮温开水或糖水后，即可恢复正常；重者可选水沟、内关、足三里等穴针刺或指压，或灸百会、关元、气海等穴，即可恢复；若仍不省人事者，可考虑配合其他治疗或采用急救措施。

2. 滞针

滞针是指在行针时或留针过程中，医者感觉针下涩滞，捻转、提插、出针均感困难，而患者感觉疼痛的现象。常见于患者精神紧张，当针刺入腧穴后，患者局部肌肉强烈收缩；或行针手法不当，向单一方向捻针太过，以致肌肉组织缠绕针体；或留针期间，患者体位改变。临床针刺实践中，若发生滞针，因患者精神紧张，局部肌肉过度收缩而成的，可稍延长留针时间，或循按滞针腧穴附近，或叩弹针柄，或在附近再扎一针，以宣散气血，缓解肌肉紧张；若行针不当，或单向捻转而致者，可向相反方向将针捻回，并用刮法、弹法，使缠绕的肌纤维回缩，即可消除滞针；若因改变体位而致者，应恢复至进针时体位再出针。

3. 弯针

弯针是指将针刺入腧穴后，针身在体内发生弯曲的现象，轻者形成钝角弯曲，重者形成直角弯曲。常发生于医者进针手法不熟练，用力过猛、过速，以致针尖碰到坚硬的组织器官，或患者在针刺或留针期间移动体位，或因针柄受到某种外力压迫、碰撞等。在临床针刺实践中，若发生弯针，不得再行提插、捻转等手法。如属轻微弯曲，应当慢慢将针取出；若弯曲角度过大，则应当顺着弯曲方向将针取出；如弯曲不止一处，应视针柄扭转倾斜的方向，将针逐步分段取出；若患者移动体位所致，应当使患者慢慢恢复原来体位，局部肌肉放松后，再缓慢取出。切忌强行拔出，以免将针身折断，留在体内。

4. 断针

断针是指针身折断留在体内。常见于：针具质量问题；针刺时将针身全部刺入腧穴，行针时强力提插、捻转，肌肉猛烈收缩；或弯针、滞针未能及时正确处理等。在临床针刺实践中，若发生断针，医者应沉着冷静，安抚患者。叮嘱患者切勿变更原有体位，以防断针向肌肉深部陷入。若断端针身显露于皮肤之外，可用手指或镊子将针取出；若断端与皮肤相平，可用左手拇、食两指垂直挤压针孔两旁，使断端针身暴露于皮外，右手持镊子将针取出；若断针完全没入皮下，应当采用外科手术方法取出。

5. 血肿

血肿是指针刺部位皮下出血引起肿痛。常见于刺伤血管。在临床针刺实践中，若发生血肿，先用干棉球按压 1 分钟，以压迫止血。微量皮下出血而呈局部小块青紫时，一般不必处理，可以自行消退。若局部肿胀疼痛较剧，青紫面积大且影响活动功能时，可先做冷敷止血，24 小时后再做热敷或在局部轻轻揉按，以促使瘀血消散吸收。

6. 刺伤内脏

刺伤内脏是指针刺角度和深度不当，造成内脏损伤。可分为创伤性气胸和刺伤其他内脏，需区别处理：

（1）创伤性气胸。常见于针刺胸、背、腋、胁等部位腧穴时，刺入过深，伤及肺脏，造成创伤性气胸。可有胸闷、心慌、呼吸不畅甚或呼吸困难等表现。在临床针刺实践中，若发生气胸，应立即出针，并让患者采取半卧位休息，切勿翻转体位，并安抚患者以消除其紧张恐惧心理。漏气量少者，可自行吸收。医者要密切观察，随时对症处理，一般首先给患者吸氧，并根据气胸的严重程度，给予休养观察或胸腔穿刺抽气及其他治疗。对严重病例，如出现张力性气胸者，需及时组织抢救。

（2）刺伤其他内脏。常见于施术者对腧穴和脏器的解剖位置不熟悉，因针刺过深，或提插幅度过大，造成相应的内脏损伤。可有疼痛、出血、尿血、血压下降、休克等现象。在临床针刺实践中，若发生此类异常情况，轻者，卧床休息一段时间后，一般可以自愈。如损伤较重，或有继续出血倾向者，应及时采用止血、外科手术等对症处理甚或急救措施。

7. 刺伤脑脊髓

刺伤脑脊髓是指由于针刺过深造成脑脊髓的损伤。常见于针刺颈项部或胸腰段以及棘突间腧穴时，方向和深度不当，而造成相应的脑或脊髓损伤。若误伤延髓，可出现头痛、恶心、呕吐、呼吸困难、休克、神志不清等。若刺伤脊髓，可出现触电样感觉向肢端放射，甚至引起暂时性的肢体瘫痪，有时可危及生命。临床针刺实践中，若发生刺伤脑脊髓，应及时出针。轻者，需安静休息，经过一段时间后，可自行恢复；重者，请神经外科及时抢救。

8. 外周神经损伤

外周神经损伤是指针刺操作不当造成相应的外周神经损伤。常见于针刺或使用粗针强刺激出现触电感后仍大幅度提插。在临床针刺实践中，若发生外周神经损伤，勿继续提插捻转，应缓慢出针，做相应处理。可应用 B 族维生素类药物进行穴位注射治疗。

（十）注意事项

（1）不宜针刺的病人：有凝血功能障碍的病人不宜针刺，如血友病、经常有自发性出血、损伤后出血不止者。

（2）不宜针刺的状态：患者在饥饿、疲劳、精神过度紧张情况下不宜针刺。妇女月经期除了治疗痛经，一般不宜针刺。

（3）不宜针刺的区域：肝、脾肿大的患者不宜针刺上腹部腧穴；肺气肿患者不宜针刺胸背部腧穴；肠梗阻、肠麻痹的患者不宜针刺腹部腧穴；尿潴留的患者不宜针刺下腹部腧穴；小儿囟门未闭合者不宜针刺头顶腧穴；皮肤有感染、溃疡、瘢痕或肿瘤等部位的腧穴，不宜针刺。

（4）要注意针刺角度和深度的部位：胸部、腹部、背部、头部的腧穴因深处有重要内脏，应掌握适当的针刺方向、角度、深度，不可直刺、深刺；眼区和项部的腧穴要注意针刺角度和深度，不宜提插，只能小幅度捻转；背部腧穴应斜刺、浅刺，以免引起创伤性气胸。

（5）妊娠禁忌：妇女妊娠三个月内，不宜针刺下腹部的腧穴。妊娠三个月以上，腹部、腰骶部的腧穴均不宜针刺。整个妊娠期三阴交、合谷、昆仑、至阴等容易引起流产的腧穴均不宜针刺。

四 三棱针刺法

三棱针，古称“锋针”。一般用不锈钢制成，针柄较粗呈圆柱体，针身呈三棱锥体，针尖锋利且三面有刃，常用规格有大号和小号两种。

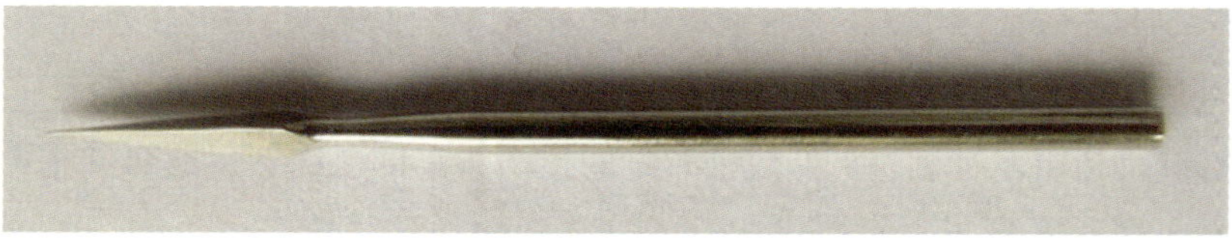

图 3－12　三棱针

（一）操作方法

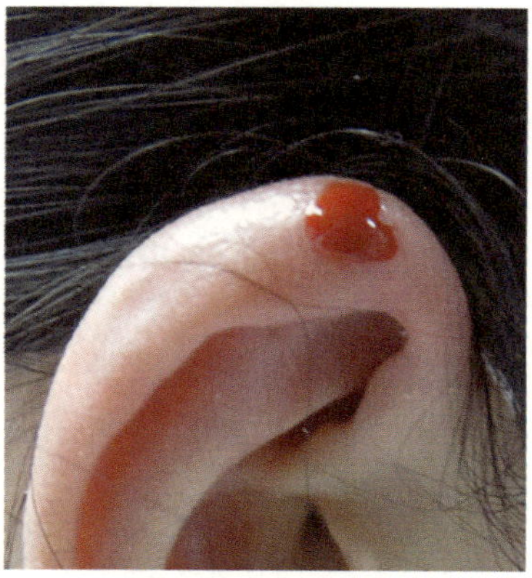

图 3－13　点刺法放血

医者一手持针，以拇指、食指捏住针柄中段，中指指腹从侧面紧靠针身下端，露出针尖 3～5mm 进行针刺。具体针刺方法可分为 4 种：点刺法、散刺法、刺络法和挑刺法。

1. 点刺法

点刺法是用三棱针快速刺入腧穴放出少量血液或挤出少量黏液的方法。点刺前，可在拟刺部位或其周围用推、揉、挤、捋等方法，使局部充血，再常规消毒。点刺时，押手固定点刺部位，刺手持针，对准拟刺部位快速刺入并退出，然后轻轻挤压针孔周围，使其放出少量血液，再以无菌干棉球按压针孔。此法多用于指、趾末端和头面、耳部，如十宣、印堂、耳尖等。

2. 散刺法

散刺法是用三棱针在病变部位及其周围进行多点点刺的方法。施术时，根据病变部位大小，常规消毒后，由病变外缘环形向中心点刺 10～20 针。此法多用于局部瘀血、血肿或顽癣等。

3. 刺络法

刺络法是用三棱针刺入浅表血络放出少量血液的方法。操作前，先用止血带结扎拟刺部位的上端，常规消毒后，押手拇指指压拟针刺部位的下端，刺手持针对准针刺部位的静脉向心斜刺，刺入 2～3mm，立即出针，放出适量血液后，松开止血带。此法多用于曲泽、委中等穴，治疗急性吐泻、中暑、发热等。

4. 挑刺法

挑刺法是指使用三棱针挑破腧穴皮肤或挑断皮下纤维组织的方法。施术时，押手按压施术部位的两侧，或捏起皮肤使之固定，刺手持针迅速刺入皮肤 1～2mm，随即倾斜针身挑破皮肤，使之放出少量血液或黏液。或可再刺入 5mm 左右，倾斜针身挑断皮下部分纤维组织，然后出针，覆盖敷料。此法常用于治疗肩周炎、失眠、支气管哮喘、不孕不育症等。

（二）适用范围

三棱针刺法具有通经活络、开窍泻热、调和气血、消肿止痛等作用，主要用于各种实热证、瘀血、疼痛或某些急慢性疾病，如昏厥、高热、中风闭证、急性扁桃体炎、顽癣、扭挫伤、肩周炎等。

（三）注意事项

（1）施术前，应做好必要的解释工作，以消除患者疑虑。

（2）出血量较大时，可用敞口瓶盛接，对所出血液应做无害化处理，患者宜适当休息后才可离开。

（3）医者避免直接接触患者血液。

（4）血管瘤部位、不明原因的肿块部位禁刺。

（5）针刺应避开大动脉。

（6）凝血功能障碍者及服用抗凝药物者禁用三棱针。

五 皮肤针刺法

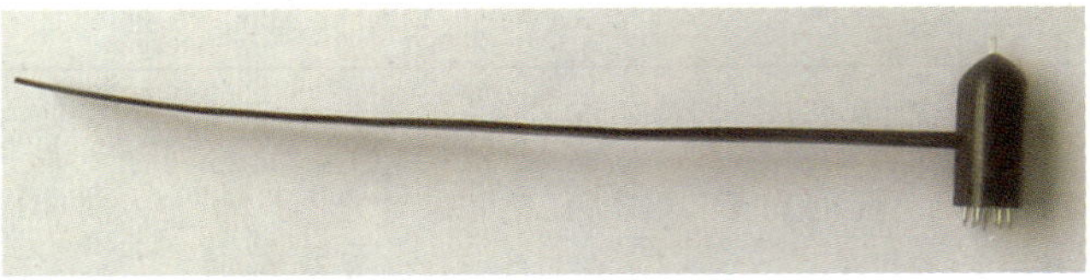

图 3－14 皮肤针

运用皮肤针叩刺人体一定部位或腧穴，激发、调节脏腑功能，以防治疾病的方法，称为皮肤针法。皮肤针是由多支不锈钢短针集成一束，或均匀镶嵌在针盘上，固定在针柄一端形成针具。根据镶嵌的短针数量不同，可分为梅花针、七星针、罗汉针；根据针柄材质不同，可分为硬柄皮肤针和软柄皮肤针。

（一）操作方法

（1）叩刺部位。叩刺部位的选择包括循经叩刺、局部叩刺和穴位叩刺 3 种：循经叩刺是指沿着与疾病有关的经脉循行路线进行叩刺；局部叩刺是指在病变部位进行叩刺；穴位叩刺是指选取与疾病相关的穴位进行叩刺。

（2）刺激强度。叩刺强度因叩刺部位、患者体质和病情不同而定，一般可分为弱刺激、中等刺激和强刺激 3 种：弱刺激是指较轻的腕力叩刺，局部皮肤略见潮红，患者稍有疼痛的感觉；中等刺激是指叩刺的腕力介于弱刺激和强刺激之间，局部皮肤明显潮红，微渗血，患者有疼痛感觉；强刺激是指用较重腕力叩刺，局部皮肤明显潮红、出血，患者有明显疼痛的感觉。

（3）施术方法。叩刺部位常规消毒后，将针柄末端置于掌心，拇指居上，食指在下，其余手指呈自然握拳状将针柄末端握住；或用拇指和中指夹持针柄侧，食指置于针柄中段上面，无名指和小指将针柄末端固定于大小鱼际之间。施术时，主要运用腕力，要求针尖垂直叩刺皮肤，并立即弹起，如此反复操作。

（二）适用范围

皮肤针刺法临床适用范围很广，可应用于临床各科病症，如近视、视神经萎缩、急性扁桃体炎、感冒、咳嗽、腰痛、失眠、肌肉麻木、牛皮癣、斑秃、便秘、慢性胃肠疾病等。

（三）注意事项

（1）施术前应检查针尖有无钩曲，针面是否平齐。

（2）叩刺时动作要轻盈，用力均匀，避免斜刺和钩挑。

（3）医者勿直接接触患者血液，出血较多者应适当休息后才能离开。

（4）凝血功能障碍、急性传染性疾病和急腹症患者，禁用此法。

第二节 灸法

一 灸法的概念

灸，灼也。灸法是针灸的另一种主要疗法。主要指通过热力和药物的作用，对腧穴或经络循行部位进行熏灼、温熨，从而调理经络气血以防治疾病的方法。《医学入门》指出："药之不及，针之不到，必须灸之。"说明灸法相比于针刺和用药，具有特殊的治疗作用，在临床上也常常与针刺、中药合用，相互配合以达到最佳治疗效果。灸法在保健方面也有重要应用。

二 灸法的作用

（一）温经散寒

《素问·异法方宜论篇》指出："藏寒生满病，其治宜灸焫。"说明灸法具有温通经脉、驱散寒邪的作用，可治疗寒性病症。临床上常用于寒湿痹痛、痛经、腹痛、泄泻等因寒邪导致经络不通的病症。

（二）扶阳固脱

《扁鹊心书·须识扶阳》说："真阳元气虚则人病，真阳元气脱则人死，保命之法，灼艾第一。"说明灸法具有扶助阳气、举陷固脱的功效，可用于阳气虚甚或欲脱的病症。临床上常用于脱肛、阴挺、崩漏、五更泻、阳痿等的治疗。

（三）消瘀散结

《灵枢·刺节真邪》说："脉中之血，凝而留止，弗之火调，弗能取之。"说明灸法具有行气活血、消瘀散结的作用，可治疗气血凝滞的病症。临床上多用于治疗瘰疬、乳痈初起等病症。

（四）防病保健

《扁鹊心书》说："人于无病时，常灸关元、气海、命关、中脘……虽未得长生，亦可保全百余年寿矣。"说明灸法用于保健，可起到预防疾病的作用。临床上常用于保健的穴位有足三里、三阴交、气海、关元、膏肓等。

三 施灸材料

施灸的材料包括两种类型：可燃烧材料和不可燃烧材料。

可燃烧材料包括灯心草、纸绳和艾绒等。艾绒可由干燥的艾叶捣碎而获得，气味芳香，辛温味苦，容易燃烧，火力温和，在临床上用得最多。《孟子·离娄篇》有“七年之病，求三年之艾”之说，《名医别录》也有“艾味苦，微温，无毒，主灸百病”的记载，其效果可见一斑。

不可燃烧材料包括生姜、蒜泥、细辛、白芥子、天南星、附子等，临床上还可以选择是否结合艾火进行施灸。用这些药物施灸，除了与施灸穴位的性能有关外，还与药物的功效有紧密联系，比如隔姜灸有温胃止呕、散寒止痛的作用。

四 灸法的分类和操作方法

灸法可以分为两类，艾灸法和非艾灸法。若施灸的主要材料为艾绒则为艾灸法，反之为非艾灸法。具体临床上常用灸法如下：

- 常用灸法
  - 艾灸法
    - 艾炷灸
      - 直接灸
        - 瘢痕灸
        - 无瘢痕灸
      - 间接灸
        - 隔姜灸
        - 隔附子饼灸
        - 隔盐灸
    - 艾条灸
      - 悬起灸
        - 温和灸
        - 雀啄灸
        - 回旋灸
      - 实按灸
    - 温针灸
    - 温灸器灸
  - 非艾灸法
    - 灯火灸
    - 棉花灸
    - 药物灸
      - 细辛灸
      - 白芥子灸
      - 蒜泥灸

（一）艾灸法

1. 艾炷灸

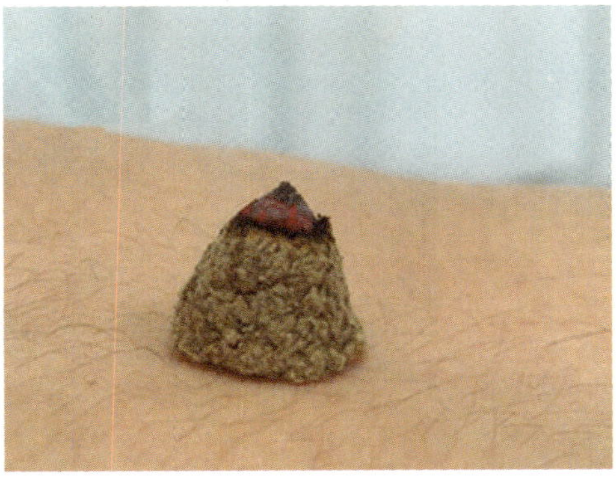

图3－15 艾炷灸

将艾绒制成合适大小的锥状物，称为艾炷。在穴位上将艾炷点燃施灸的方法称为艾炷灸。根据具体施灸方法可分为直接灸和间接灸两种。

直接灸是指直接将艾炷置于穴位皮肤上进行施灸的方法。放置艾炷前一般先在拟施灸穴位上涂少量凡士林或大蒜汁，以方便艾炷的黏着。施灸时，每壮（施灸使用的艾炷个数即为施灸“壮数”）艾炷必须燃尽，灸后施灸部位皮肤烧伤并无菌性化脓形成灸疮，最后痊愈并留下瘢痕，称为瘢痕灸；若每壮艾炷不必燃尽，当艾炷燃至2/3左右（患者感到灼痛）即易炷再灸，灸后不化脓，不留瘢痕，称为无瘢痕灸。临床上对慢性顽固性疾病常选用瘢痕灸法，如哮喘、风湿顽疾、瘰疬等；而对一般虚寒性疾患则多采用无瘢痕灸法。由于瘢痕灸法会留下瘢痕，需征得患者同意才可进行施灸。

间接灸是指施灸时，在艾炷和拟施灸穴位之间放置药物的方法。临床上，根据辨证结果的不同可选用不同的药物进行施灸，施灸后可获得不同的疗效，常用的间接灸法有隔姜灸、隔附子饼灸和隔盐灸。

（1）隔姜灸：把约0.3cm厚的姜片中间以针散刺数孔，置于穴位和艾炷之间进行施灸的方法。有温胃止呕和散寒止痛的作用，常用于胃寒呕吐、阴寒腹痛和风寒痹痛等。临床应用时，常以施灸部位红晕而不起泡为度。

（2）隔附子饼灸：把附子磨粉，再用酒调和制成约0.8cm的药饼，中间以针散刺数孔，置于穴位和艾炷之间进行施灸的方法。有温补肾阳的作用，常用于阳痿早泄、宫寒不孕等命门火衰之证。临床应用时，多选择命门、肾俞、关元、子宫等穴性温补者使用。

（3）隔盐灸：于神阙穴填敷干燥食盐，上置一薄姜片，以大艾炷不拘壮数施灸的方法。此法有回阳、救逆、固脱之功，常用于伤寒阴证或中风脱证等。

2. 艾条灸

用棉纸把艾绒卷成圆柱形长条称为艾条（按艾绒中是否添加其他药物成分，分为清艾条和药艾条），把艾条一端点燃进行施灸的方法称为艾条灸。因施灸方式不同，可以分为悬起灸和实按灸两种。

悬起灸是指施灸时艾条悬于拟施灸部位上方，以温和的热力起作用的方法。根据具体操作方法不同又可分为温和灸、雀啄灸和回旋灸。

（1）温和灸：艾条一端点燃并相对固定地对准拟施灸部位而进行施灸的方法。一般距离皮表2～3cm，以施灸局部有温热而无灼痛为宜，每部位施灸10～15分钟，以局部红晕而不起泡为度。在艾条灸中最为常用，多用于灸治慢性病症。

（2）雀啄灸：艾条一端点燃并对准相对固定的拟施灸部位，如小鸟啄食般上下活动施灸的方法。

（3）回旋灸：艾条一端点燃并与施灸部位保持相对固定的距离，而反复左右或旋转施灸的方法。雀啄灸和回旋灸多用于急性病症的灸治。

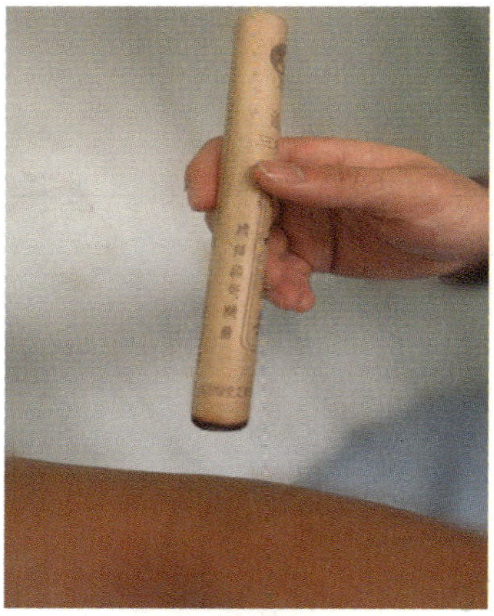

图3－16　艾条灸

实按灸是指将点燃的艾条直接按于垫有布或绵纸的拟施灸部位上的方法。此法热力可透达深部，每次治疗灸熨宜7～10次为度。临床上此法的代表有太乙神针和雷火神针。多用于治疗风湿痹痛、肢体麻木、痿弱无力、半身不遂、急性扭伤等。

3. 温针灸

温针灸是在留针的毫针针柄上置以艾绒进行施灸的方法。此法可以给机体以针刺和艾灸的双重刺激，故而同时具备了针刺和艾灸的功效，适合于既需要针刺又需要艾灸的病症。施灸时，先将毫针刺入穴位并行针得气，留针，再将适量艾绒包裹于针尾，点燃施灸，待艾绒燃尽后除去灰烬，将针取出。临床上也可用小段艾条（中间钻孔）代替艾绒套于针尾施灸，但不论针尾是艾绒还是艾条，都需注意防止艾火脱落而烫伤病人。

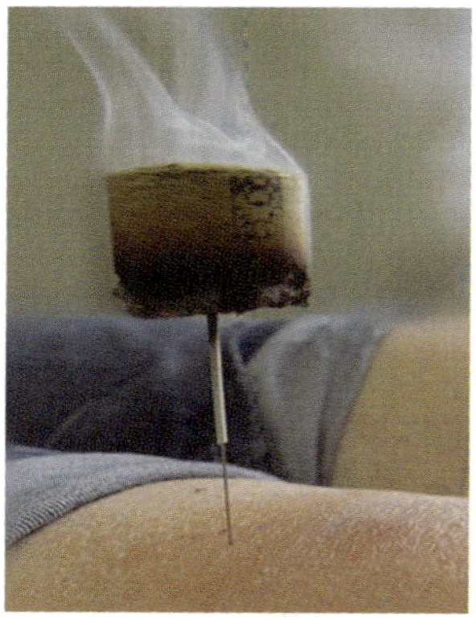

图3－17　温针灸

4. 温灸器灸

温灸器灸是通过灸架、灸盒、灸筒等温灸器械进行施灸的方法。操作时，将艾绒或艾条置于温灸器内并点燃，然后用温灸器对腧穴进行熨灸，以灸疗的部位红晕而不起泡为度。此法具有温中散寒的作用，简便安全，特别适合患者自己居家调理，尤其适合于畏怕灸火的人。

（二）非艾灸法

非艾灸法是用非艾绒的灸材进行施灸的方法。临床上常用的非艾灸法可以分为两类：药物灸和其他灸法。

1. 天灸

天灸是将具有刺激性的药物敷于穴位处进行灸治的方法，又称为穴位敷贴、发泡灸、药物灸。常用的中药有白芥子、大蒜、细辛、斑蝥等。根据临床治病的需要，既可使用单味药物，也可使用复方。

历代文献对天灸的记载十分丰富。如《太平圣惠方》记载："治疗腰脚风痹冷痛有风，川乌头三个去皮脐，为散，涂帛贴，须臾即止。"天灸的机理，与西医学的透皮给药技术颇有相似之处。通过天灸，可使药物经皮肤吸收，不经消化道，也极少通过肝脏代谢，避免了消化液、消化酶及肝脏对药物成分的分解破坏，因而保持更多有效成分，同时也减少了一些不良反应的发生，可更好地发挥治疗作用。本法使用安全、方便，对于衰老、体弱、药入即吐患者尤为适宜。

天灸的操作方法为：取适量药物研磨成粉末，以水或醋或酒或姜汁调成糊状，取绿豆大小以胶布固定于穴位，敷贴 1～3 小时，以局部充血、灼热疼痛或起泡为度。常用于治疗哮喘、鼻炎、关节痹痛、手脚怕冷、口眼歪斜等。

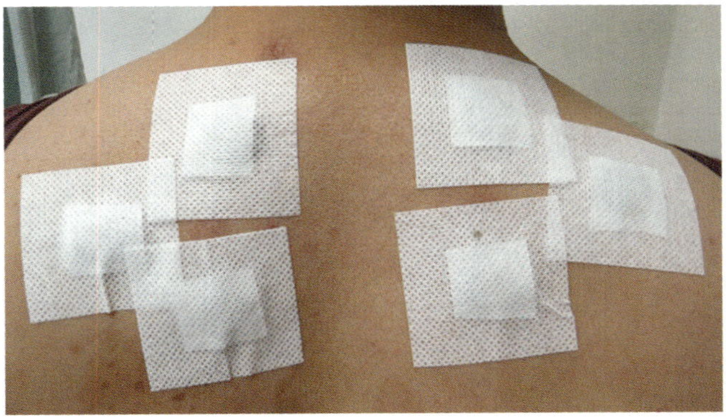

图 3－18 天灸

此法在三伏和三九季节施行最多。三伏天是一年中最炎热、阳气最盛的日子，三九天是一年中最寒冷、阴气最盛的日子，根据中医"冬病夏治""春夏养阳，秋冬养阴"的理论，这两段时间是患虚寒病症患者补益阳气的最佳季节。该法简便、安全而疗效显著，故深受患者欢迎。

天灸可治疗支气管哮喘、慢性支气管炎、过敏性鼻炎、慢性胃肠疾病、慢性颈肩腰背痛、慢性腰腿痛、慢性四肢关节疼痛、慢性妇科疾病等，对阳气虚弱者则有强壮体质、增强抗病能力的作用。天灸有治疗次数少、疗效好的特点，如能坚持数年治疗则疗效更佳。

2. 其他灸法

其他灸法包括灯火灸、棉花灸等，也是临床上常用的灸治方法。

灯火灸又称灯草灸，是以灯心草为灸材的民间一种简便灸法。操作时，用一根经麻油浸泡过的灯心草，点燃后对准拟施灸穴位迅速点灸，一触即起，伴随"叭"的一声。此法主要用于治疗小儿痄腮、乳蛾、吐泻、惊风、麻疹等病症。

棉花灸又称贴棉灸，是一种以脱脂棉为灸材的灸法。操作时，取脱脂棉少许，摊开展平如蝉翼，越薄越好，再将薄棉片贴于拟灸部位上，医者点燃棉片相对处于低位置的一端，急吹其火，使棉片一过性燃完。然后，用消毒乙醇棉球擦拭去灰烬，待干后再换新的薄棉片，如法再灸，如此3～4次，以皮肤潮红为度。此法主要用于带状疱疹、顽固性湿疹、牛皮癣（银屑病）、风疹、阴疽等病症。

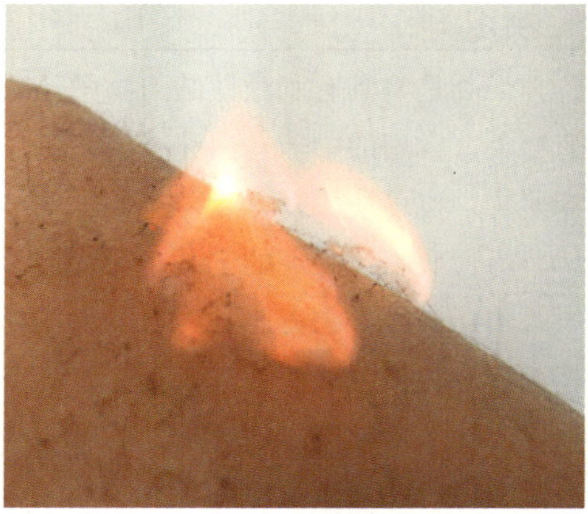

图3－19 棉花灸

五 灸法的保健作用及运用

灸法的保健应用历史悠久，如《医说·针灸》云："若要安，三里莫要干。"《千金要方·灸例》云："凡人吴蜀地游宦，体上常须两三处灸之，勿令疮暂瘥，则瘴疠温疟毒气不能着人也。"提示了未病施灸可以激发人体正气、提高人体免疫力而强壮身体，具有很好的预防保健作用。保健灸的防病及保健作用在那个缺医少药的年代得到了彰显。在医疗卫生事业发达的今天，因其简、便、廉而又效果确切的特点，也深得人民群众的喜爱而广泛使用。

现在常用的保健要穴主要有足三里穴、三阴交穴、气海穴、关元穴、膏肓穴、肾俞穴、神阙穴、命门穴、大椎穴等。具体可以根据平素体质特点进行搭配选穴施灸，以达到保健养生的作用。以下为几种常见体质选穴，可供参考选用：

平素肠胃较差者可以选择足三里穴、三阴交穴施灸以健脾胃；

平素易患妇科疾病者可以选择三阴交穴、关元穴、肾俞穴施灸以调冲任；

平素手脚冰凉易泄泻者可以选择关元穴、神阙穴、命门穴灸以补脾肾阳气；

平素容易疲劳和感冒者可以选择气海穴、膏肓穴、大椎穴灸以补气固卫。

总的来说，由于先天不足和后天失养各不相同，每个人脏腑气血也自然不一样，所以，保健灸法必须结合体质特点，在中医理论指导下使用，方能发挥它最大的功效。

六 灸法的注意事项

在学习灸法时，除掌握其操作的方法外，对以下注意事项亦要加以重视：

（1）面部、大血管和关节活动部位，均不适合施用瘢痕灸法。

（2）孕妇应避免在腹部和腰骶部施行灸法。

（3）辨证为实火或阴虚火旺病人应慎用灸法。

（4）施灸时，除瘢痕灸法外，应防止灼伤皮肤，若灸后出现水泡，小的无须处理，待其自行吸收即可；较大的可排出其中水液，再涂上烧伤油或消炎药膏。

（5）凡施灸，如果有用到火者，结束时均应确保火源熄灭，同时预防死灰复燃，做到安全用灸。

第三节 拔罐法

拔罐法是一种以罐为工具，利用燃烧、抽气、蒸汽等方法，造成罐内负压，使罐吸附于拟拔腧穴或部位上，使局部皮肤充血甚至瘀血，以调整机体功能，达到防治疾病目的的方法。其治疗范围广泛，是针灸临床常用的治疗手段之一。

一 拔罐的保健作用

拔罐法具有开泄腠理、祛风散寒、通经活络、行气活血、祛瘀生新、消肿止痛等作用。拔罐产生的负压有较强的吸拔之力，其吸力作用在经络腧穴上，从而使经络气血得以疏通，脏腑功能得以调整，起到防治疾病的作用。

二 拔罐的适用范围

拔罐的适用范围较广，常用于腹痛、颈肩腰腿痛、关节痛、软组织损伤等局部病症，也可用于伤风感冒、头痛、面瘫、咳嗽、哮喘、消化不良、泄泻、月经不调、痛经等病症，以及部分外科病症，如目赤肿痛、麦粒肿、带状疱疹、疮疡初起未溃等。随着现代多种罐具的问世以及对拔罐法作用机制研究的不断深入，拔罐法的适用范围越来越广，成为常用的保健疗法。

三 罐的种类

罐作为拔罐法施术的关键工具，随着历史和生产技术的发展，从最早的以兽角为罐，到现在已发展出多种多样材质的罐。有的来自自然界，如竹罐；有的由金属锻造而成，如金属罐；有的用陶泥烧制而成，如陶瓷罐；也有的是用人工合成的材料制成，如玻璃罐、塑料罐、硅胶罐等。

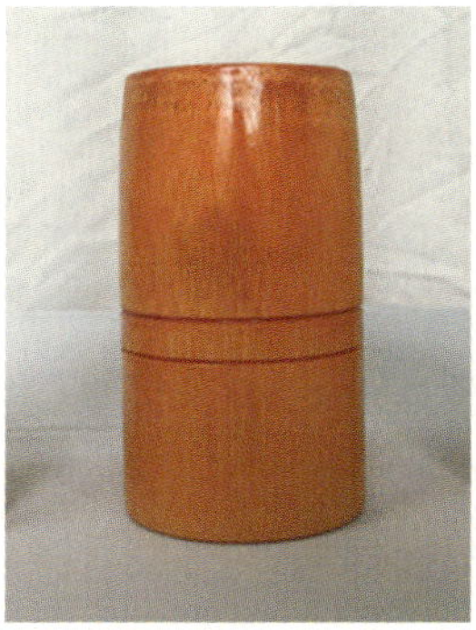

图 3-20 竹罐

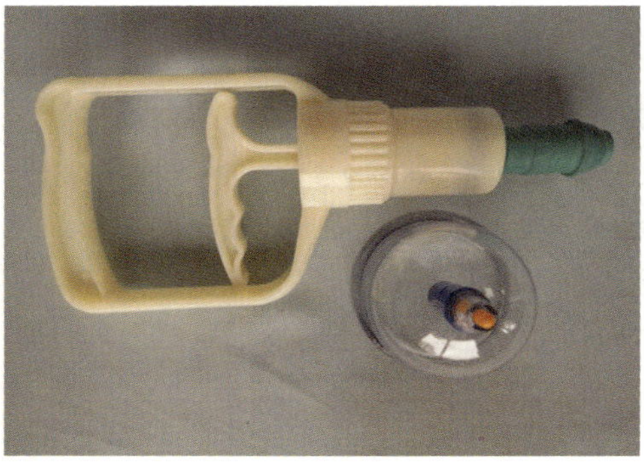

图 3-21 抽气罐

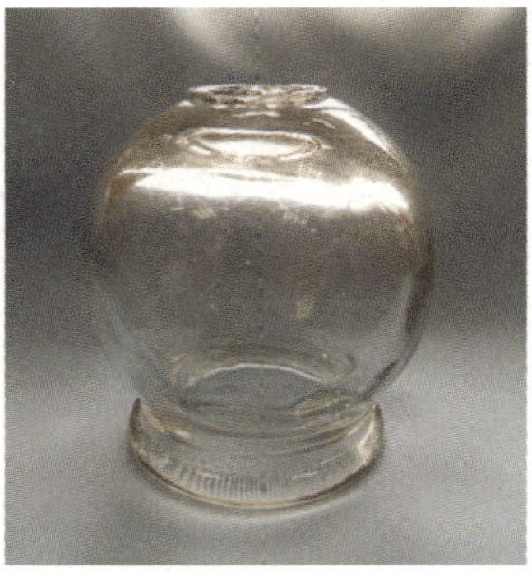

图 3-22 玻璃罐

四 拔罐的吸附方法

1. 火罐法

火罐法是指通过燃烧加热罐内空气，利用罐内空气冷却时形成的负压将罐吸附于体表的方法。临床至少有 3 种操作方法：闪火法、投火法和贴棉法，但以闪火法最为常用。闪火法即用止血钳或镊子夹住 95% 酒精棉球，点燃后在火罐内旋转数圈后抽出，迅速将罐扣于拟拔部位。火罐吸拔之力的大小主要由罐离开火到接触皮肤的时间决定，具体可根据临床需要进行把握。此法较为安全，不受体位限制。操作时注意不要烧灼罐口，以及酒精棉球不要挤压罐壁，以免烫伤皮肤。

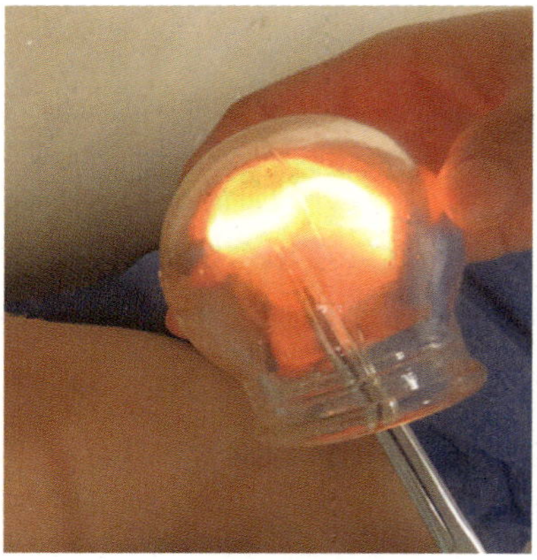

图 3-23 火罐法

2. 水罐法

水罐法是指通过蒸汽、水煮等方法加热罐内空气，利用罐内空气冷却时形成的负压，使罐吸附于拟拔部位的方法。此法多选用竹罐，将罐放在水中煮沸 2 分钟左右，然后用镊子将罐口朝下夹出，迅速用折叠干毛巾捂紧罐口，以吸去罐内水液，降低罐口温度。同时保持罐内空气温度，待罐口冷却至人体能接受的程度后，将罐扣于拟拔部位并固定数分钟，吸牢即可。水罐法有较强的温度刺激，还可根据病情需要在水中放入适量的祛风活血等药物，以增强疗效。

3. 抽气罐法

抽气罐法是指通过机械装置抽出罐内部分空气，形成罐内负压，使罐吸附于体表的方法。操作时，先将抽气罐紧扣于拟拔部位，用抽气筒把罐内部分空气抽出，使罐吸附于皮肤上。

五 拔罐的操作方法

临床上，可根据病情和病变部位选择不同的方法。常用的有以下几种：

1. 留罐法

留罐法又称坐罐法，是指将罐具吸拔于应拔部位上，留置 10 ~ 15 分钟，然后将罐取下。此法是针灸临床中最为常用的拔罐方法，一般疾病均可应用。

2. 走罐法

走罐法又称推罐法，操作时，先在拟操作部位涂上凡士林等润滑剂，再将罐具吸拔上，然后医者手握罐体，均匀用力，将罐沿着一定路线往返推动，直至操作部位皮肤潮红、充血甚至瘀血时，将罐取下。此法适宜于肩背、腰臀、大腿等面积较大、肌肉丰厚的部位。

3. 闪罐法

闪罐法是将罐吸拔于应拔部位后，立即取下，再迅速吸拔，再取下，如此反复操作，直至所拔部位皮肤潮红。此法动作要迅速、准确，手法要轻巧，吸附力适中，多用于局部皮肤麻木、疼痛或功能减退等疾患，尤其适用于不宜留罐部位和儿童患者。注意一罐闪拔多次后，罐口温度升高，应及时换罐，以免烫伤。

4. 刺络拔罐法

刺络拔罐法是指在局部消毒，并用三棱针、粗毫针点刺或皮肤针叩刺出血，再迅速在出血部位拔罐、留罐，以加强刺血效果的方法。留罐时间一般在 10 ~ 15 分钟。此法多用于治疗各种软组织损伤、带状疱疹、皮肤瘙痒、痤疮、神经性皮炎等。

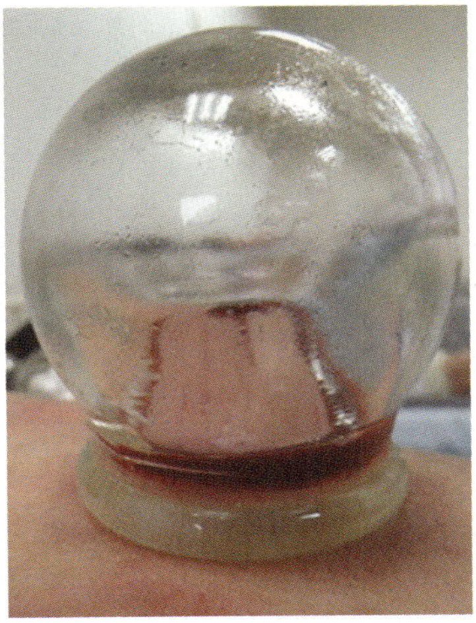

图 3 – 24　刺络拔罐法

5. 留针拔罐法

留针拔罐法是指在毫针留针过程中，在留针部位加用拔罐的方法。施术时，先将毫针刺入拟刺部位，行针得气后留针，再以毫针为中心，加用拔罐并留置 10 ~ 15 分钟，然后起罐、起针。

六 起罐及拔罐注意事项

（一）起罐

起罐时，一手握住罐体中下部，另一手拇指或食指按压罐口边缘的皮肤，使罐口与皮肤之间产生空隙，待空气进入罐内，即可将罐轻轻取下。抽气罐则提起其上方的阀门，使空气进入罐内，罐具即可取下。

（二）拔罐注意事项

（1）拔罐时，要选择适当体位和肌肉相对丰厚的部位。若体位不当或拟拔部位凹凸不平、毛发较多，则罐具容易脱落，不适合拔罐。

（2）拔罐手法要熟练，动作要轻、准、快、稳。用火罐法拔罐时，注意酒精棉球不能吸含过量酒精，以免操作时滴落到患者身上而造成烫伤。留罐过程中如出现拔罐部位疼痛，可放气减压或立即起罐。起罐时，不可硬拉或旋转罐具，以免引起患者疼痛，甚至损伤皮肤。

（3）带有心脏起搏器等金属物体的患者，禁用电磁拔罐器具。

（4）留针拔罐，选择罐具宜大，毫针针柄宜短，以免吸拔时罐具碰触针柄而致损伤。

第四节 刮痧疗法

刮痧法是以中医经络皮部理论为基础，运用刮痧器具在体表一定部位刮拭以防治疾病的方法。

一 刮痧器具

刮痧器具主要指刮痧板，一般用水牛角或玉石等材料制作而成。此外，也可使用边缘光滑、洁净、易于手持、不易损伤皮肤的日常用具，如铜钱、汤勺、瓷片、苎麻等。为了润滑皮肤，使得刮痧板能够在皮肤上顺畅移动，而不至于损伤皮肤，刮痧时常以刮痧乳或刮痧油为介质，也可选用石蜡油、红花油、麻油等介质。

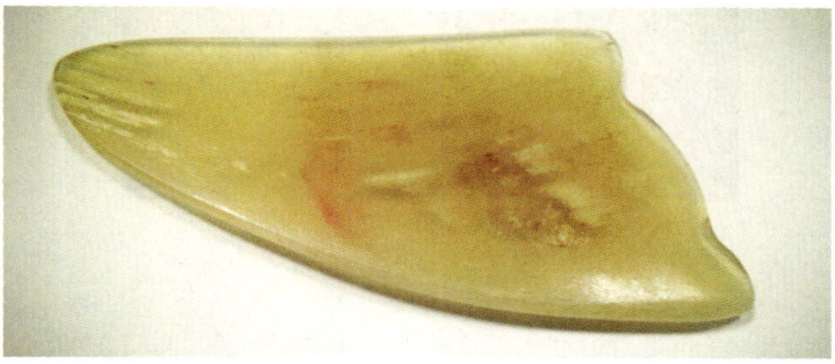

图 3－25 刮痧板

二 刮痧疗法的作用

刮痧的机理在于通过对十二皮部（十二皮部是十二经脉动脉功能活动反映于体表的部位，也是络脉之气散布之所在）的良性刺激，达到疏通经络、行气活血、调整脏腑机能的作用，是针灸临床常用治疗方法之一。可用于内、外、妇、儿和五官等各科疾病，如感冒、气管炎、呃逆、呕吐、便秘、腹泻、泌尿系统感染、眩晕、失眠、头痛、颈肩腰腿痛、急性腰扭伤、痛经等。此外，刮痧还可用于预防疾病和保健强身。

三 刮痧的操作方法

刮痧时，一般按先头面后手足、先腰背后胸腹、先上肢后下肢的顺序，逐步操作。刮痧板移动的方向与皮肤之间的夹角以45°～90°为宜，不可削铲。刮痧的方向一般按由上到下、由内到外的单方向刮拭，并尽可能拉长距离。对于下肢静脉曲张或下肢肿胀者，可采用由下向上的逆刮法。一般每个病人每次选 3～5 个部位，每个部位刮 20～30 次，至所刮部位皮肤潮红、紫红等颜色变化，或出现丘疹样斑点、条索状斑块等形态变化，并有局部热感或轻微疼痛。两次刮痧之间间隔3~6天。若病情需要也可缩短刮痧间隔时间，但不宜在原部位进行刮拭。

刮痧时用力要均匀，力度由轻到重，以患者能够承受为度。根据患者体质和刮拭部位，应选择不同的刮拭力量。其中，小儿、年老体弱患者，以及面部刮拭，用力宜轻；体质强壮患者，或脊柱两侧、下肢等肌肉较为丰满部位的刮拭，用力偏重。

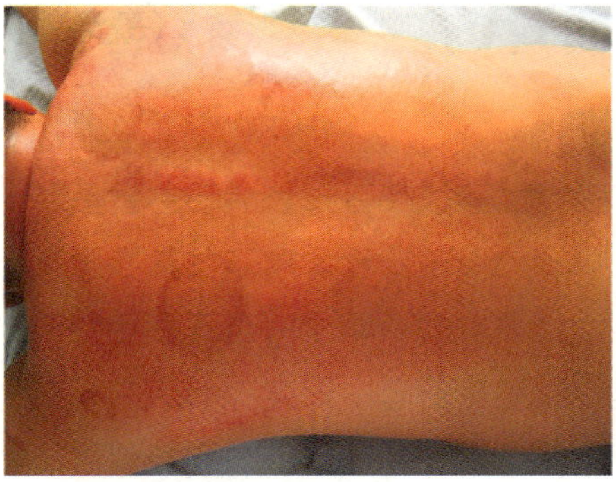

图3－26　刮痧

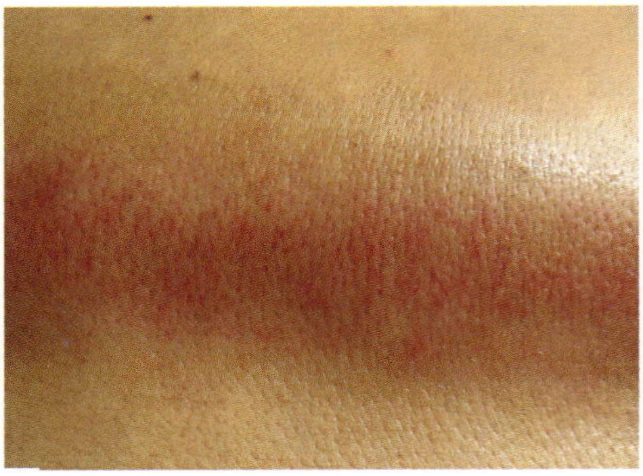

图3－27　刮拭后出痧

四 注意事项

（1）刮痧治疗时应注意室内保暖，尤其是在冬季应避寒冷与风口。夏季刮痧时，应避免风扇直接吹刮拭部位。

（2）刮痧出痧后30分钟以内忌洗凉水澡。

（3）对于有严重心脑血管疾病、肝肾功能不全、全身浮肿、极度虚弱或消瘦者，以及血小板减少性疾病、过敏性紫癜、白血病等有出血倾向者，禁用本法。

（4）急性骨髓炎、结核性关节炎、传染性皮肤病、烧伤、体表肿瘤、皮肤溃烂，或急性外伤、创伤部位、新近手术疤痕部位、骨折未愈合处等，不宜直接在病灶部位刮拭。

第五节　耳穴贴压

耳穴贴压是指采用王不留行籽或磁珠贴压刺激耳穴，以防治疾病的一类方法。此法能持续刺激耳穴，疼痛轻微，无副作用，是目前最常用的耳穴疗法。耳穴是指分布在耳廓上的一些特定区域。耳穴贴压治疗范围较广，操作方便，对疾病诊断也有一定的参考价值。

运用耳穴治疗疾病的历史悠久，《灵枢·厥病》记载："耳聋无闻，取耳中。"《千金要方》中也有取耳穴治疗黄疸、寒暑疫毒等病的记载。后世文献常见用针、灸、熨、按摩等方法刺激耳廓，以防治疾病的记载，也有用望、触耳廓的方法诊断疾病的论述。

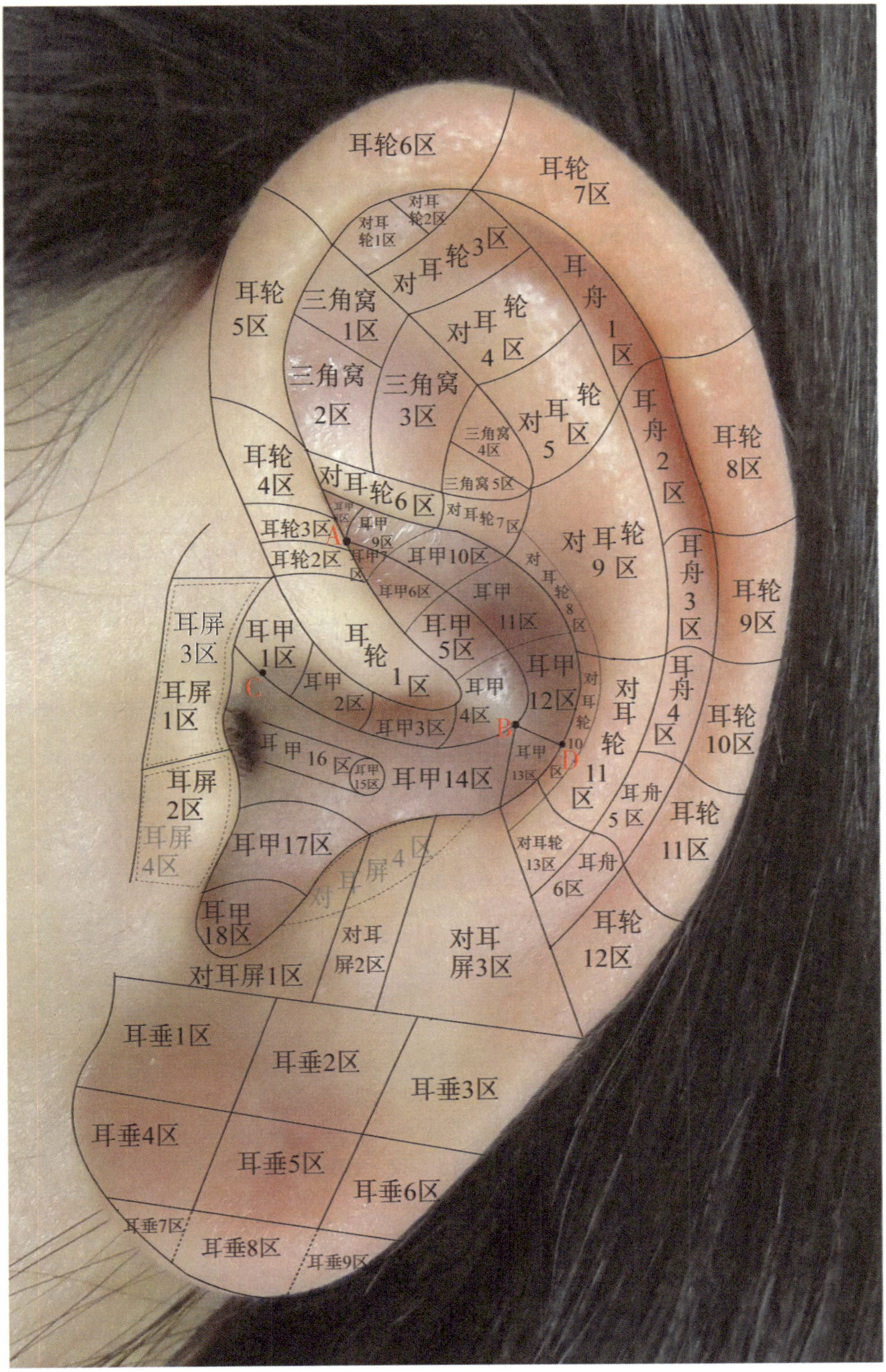

图3-28 耳廓分区示意图

一 耳穴的分布规律

耳穴在耳廓的分布就像一个倒置在子宫内的胎儿，其分布规律是：与面颊相应的穴位在耳垂，与上肢相应的穴位在耳舟，与躯干和下肢相应的穴位在对耳轮体部和对耳轮上、下脚，与内脏相对应的穴位集中在耳甲。

二 常用耳穴的定位及保健作用

耳穴共93个，常用耳穴的名称、部位及保健应用见表3-2。

表3-2 临床常用耳穴表

穴名	部位	主治
耳中	在耳轮脚处，即耳轮1区	呃逆、荨麻疹、皮肤瘙痒症、小儿遗尿、咯血、出血性疾病
耳尖	在耳廓向前对折的上部尖端处	发热、高血压、急性结膜炎、麦粒肿、牙痛、失眠
结节	耳轮结节处，即耳轮8区	头晕、头痛、高血压
轮1-4	在耳轮结节下方的耳轮处，即耳轮9~12区	发热、扁桃体炎、上呼吸道感染
风溪	在耳轮结节前方，指区与腕区之间，即耳舟1、2区交界处	荨麻疹、皮肤瘙痒症、过敏性鼻炎、哮喘
坐骨神经	在对耳轮下脚的前2/3处，即对耳轮6区	坐骨神经痛、下肢瘫痪
交感	在对耳轮下脚前端与耳轮内缘交界处，即对耳轮6区前端	胃肠痉挛、心绞痛、胆绞痛、输尿管结石、自主神经功能紊乱
内生殖器	在三角窝前1/3的下部，即三角窝2区	痛经、月经不调、白带过多、功能性子宫出血、阳痿、遗精、早泄
神门	在三角窝后1/3的上部，即三角窝4区	失眠、多梦、戒断综合征、癫痫、高血压、神经衰弱
盆腔	在三角窝后1/3的下部，即三角窝5区	盆腔炎、附件炎
肾上腺	在耳屏游离缘下部尖端，即耳屏2区后缘处	低血压、风湿性关节炎、腮腺炎、眩晕、哮喘、休克
咽喉	在耳屏内侧面上1/2处，即耳屏3区	声音嘶哑、咽炎、扁桃体炎、失语、哮喘
额	在对耳屏外侧面的前部，即对耳屏1区	偏头痛、头晕
颞	在对耳屏外侧面的中部，即对耳屏2区	偏头痛、头晕
枕	在对耳屏外侧面的后部，即对耳屏3区	头晕、头痛、癫痫、哮喘、神经衰弱
皮质下	在对耳屏内侧面，即对耳屏4区	痛症、间日疟、神经衰弱、假性近视、失眠

（续上表）

穴名	部位	主治
缘中	在对耳屏游离缘上，对屏尖与轮屏切迹的中点处	遗尿、内耳性眩晕、尿崩、功能性子宫出血
胃	在耳轮脚消失处，即耳甲4区	胃痉挛、胃炎、胃溃疡、消化不良、恶心呕吐、前额痛、牙痛、失眠
大肠	在耳轮脚及部分耳轮与AB线之间的前1/3处，即耳甲7区	腹泻、便秘、咳嗽、牙痛、痤疮
膀胱	在对耳轮下脚下方中部，即耳甲9区	膀胱炎、遗尿、尿潴留、腰痛、坐骨神经痛、后头痛
肾	在对耳轮下脚下方后部，即耳甲10区	腰痛、耳鸣、神经衰弱、肾盂肾炎、遗尿、遗精、阳痿、早泄、月经不调、哮喘
输尿管	在肾区与膀胱区之间，即耳甲9、10区交界处	输尿管结石绞痛
胰胆	在耳甲艇的后上部，即耳甲12区	胆囊炎、胆石症、胆道蛔虫症、急性胰腺炎、偏头痛、中耳炎、耳鸣
肝	在耳甲艇的后下部，即耳甲12区	胁痛、眩晕、经前期紧张症、月经不调、更年期综合征、高血压、近视、单纯性青光眼
艇中	在肾区与小肠区之间，即耳甲6、10区的交界处	腹胀、腹痛、胆道蛔虫症
脾	在BD线下方，耳甲腔的后上部，即耳甲13区	腹胀、腹泻、便秘、食欲不振、功能性子宫出血、白带过多、内耳性眩晕症
心	在耳甲腔正中凹陷处，即耳甲15区	心动过速、心律不齐、心绞痛、无脉症、神经衰弱、癔症、口舌生疮
气管	在心区与外耳门之间，即耳甲16区	哮喘、支气管炎
肺	在心、气管区周围处，即耳甲14区	咳嗽、胸闷、声音嘶哑、皮肤瘙痒症、荨麻疹、便秘、戒断综合征
三焦	在外耳门后下，肺与内分泌区之间，即耳甲17区	便秘、腹胀、水肿、耳鸣、耳聋、糖尿病
内分泌	在耳屏切迹内，耳甲腔的底部，即耳甲18区	痛经、月经不调、更年期综合征、痤疮、间日疟、甲状腺功能减退或亢进症
牙	在耳垂正面前上部，即耳垂1区	牙痛、牙周炎、低血压
舌	在耳垂正面中上部，即耳垂2区	舌炎、口腔炎
颌	在耳垂正面后上部，即耳垂3区	牙痛、颞颌关节功能紊乱症
垂前	在耳垂正面前中部，即耳垂4区	神经衰弱、牙痛
眼	在耳垂正面中央部，即耳垂5区	急性结膜炎、麦粒肿、近视
内耳	在耳垂正面后中部，即耳垂6区	耳鸣、听力下降、中耳炎、内耳性眩晕症
面颊	在耳垂正面眼区和内耳区之间，即耳垂5、6区交界处	面瘫、三叉神经痛、痤疮、腮腺炎、面肌痉挛
扁桃体	在耳垂正面下部，即耳垂7、8、9区	扁桃体炎、咽炎

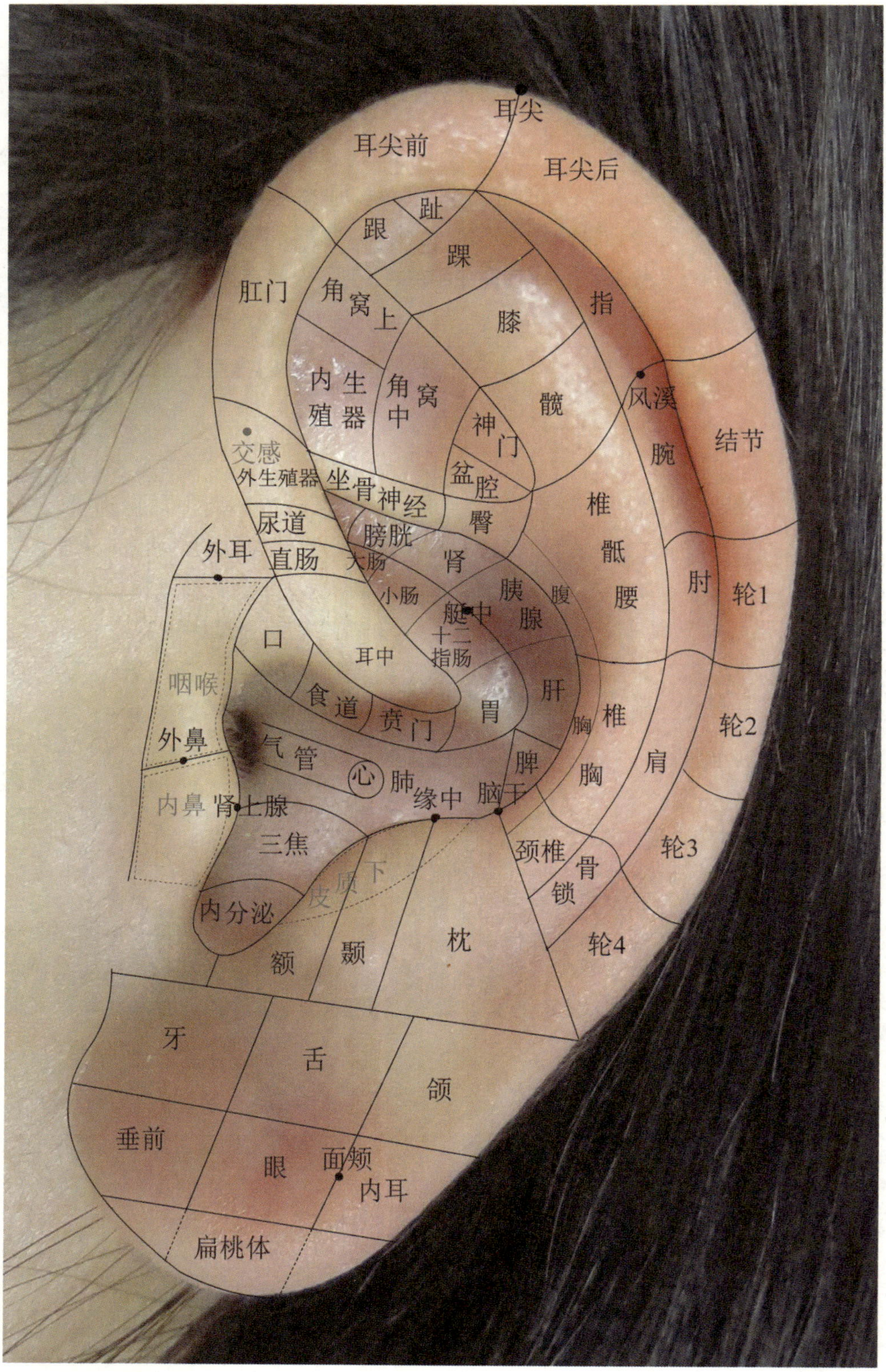

图 3－29　耳穴定位示意图

三 保健应用

（一）适用范围

（1）疼痛性疾病如各种扭、挫伤等外伤性疼痛，头痛、肋间神经痛等神经性疼痛，手术后伤口痛及胃痛、胆绞痛等内脏痛。

（2）炎性疾病及传染病如急慢性结肠炎、牙周炎、咽喉炎、扁桃体炎、胆囊炎、流感、百日咳、菌痢、腮腺炎等。

（3）功能紊乱性疾病如胃肠神经官能症、心脏神经官能症、心律不齐、高血压、眩晕症、多汗症、月经不调、遗尿、神经衰弱、癔症等。

（4）过敏及变态反应性疾病如荨麻疹、哮喘、过敏性鼻炎、过敏性结肠炎、过敏性紫癜等。

（5）内分泌代谢紊乱性疾病如甲状腺功能亢进或低下、糖尿病、肥胖症、围绝经期综合征等。

（6）其他应用如催乳、催产，还可用于美容、戒烟、戒毒、延缓衰老、防病保健等。

（二）选穴原则

（1）按相应部位选穴。即选用与病变部位相对应的耳穴。如胃病取胃穴，痤疮取面颊穴等。

（2）按脏腑辨证选穴。根据脏腑理论，按各脏腑的生理功能和病理反应辨证取穴。如脱发取肾穴，皮肤病取肺、大肠穴等。

（3）按经络辨证选穴。根据十二经脉循行和其病候取穴。如坐骨神经痛取膀胱或胰胆穴，牙痛取大肠穴等。

（4）按西医理论选穴。耳穴中一些穴名是根据西医理论命名的，如交感、肾上腺、内分泌等。这些穴位的功能基本与西医理论一致，选穴时应予以考虑。如炎性疾病取肾上腺等。

（5）按临床经验选穴。临床实践发现有些耳穴具有治疗本部位以外的疾病的作用，如外生殖器穴可以治疗腰腿痛等。

四 操作方法

（一）耳穴诊查

疾病发生时往往会在耳廓的相应区域出现不同的病理反应（阳性反应），如皮肤色泽、形态改变，局部压痛明显，耳穴电阻下降等。对这些病理反应点进行诊查，既可以结合临床症状辅助诊断，又可以为拟定耳穴处方提供依据。常用的耳穴诊查方法有 3 种：

1. 望诊法

在自然光线下，用肉眼或放大镜直接观察耳廓有无变形或变色等征象，如脱屑、丘疹、硬结、水疱、充血、色素沉着以及血管的形状、颜色变化等。

2. 压痛法

用弹簧探棒、毫针针柄或火柴棒等，以均匀压力，在与疾病相应的耳廓部位，从周围逐渐向中心探压；或自下而上、自外而内地对整个耳廓进行探查。当探查至痛点时，患者会出现皱眉、眨眼、呼痛或躲闪等反应。

3. 皮肤电阻测定法

用耳穴探测仪测定耳廓皮肤电阻、电位等变化。如电阻值降低，形成良性导点处，一般即为病理反应点。

（二）耳穴贴压

耳穴贴压操作时，根据病情选择拟贴压耳穴（包括用探棒或耳穴探测仪所测得的敏感点）。对耳廓进行常规消毒后，医者一手固定耳廓，另一手用镊子夹取耳穴压丸贴片，贴压耳穴并适度按压。宜留置 3～7 天，根据病情嘱患者定时按压。

压丸材料多为王不留行籽、白芥子、小米、莱菔子、磁珠等表面光滑、大小和硬度适宜、易于获得的丸状物。目前，临床上广泛使用的是王不留行籽和磁珠。应用时，将压丸贴附在 0.6cm×0.6cm 大小的医用胶布中央，用镊子夹住胶布，贴压在选用的耳穴上。刺激强度视患者情况而定，一般儿童、孕妇、年老体弱、神经衰弱者用轻刺激法，急性疼痛性疾病宜用强刺激法。

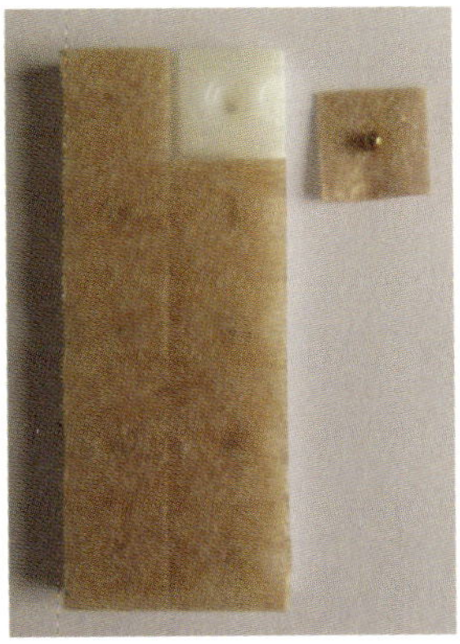

图 3－30　磁珠耳贴

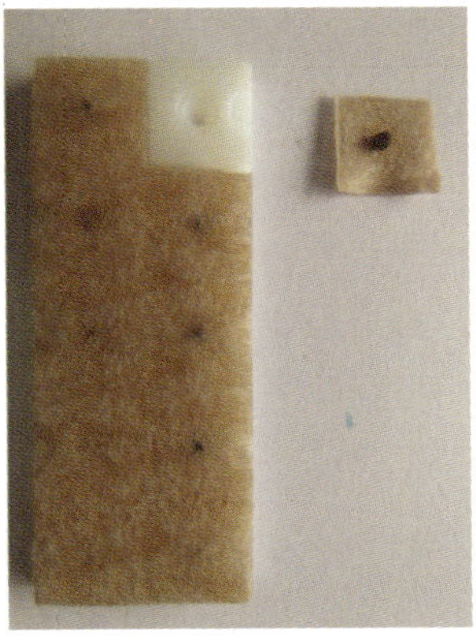

图 3－31　王不留行籽耳贴

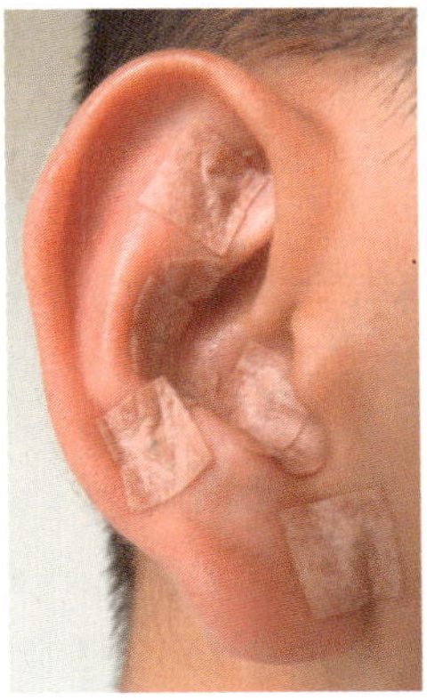

图 3－32　耳穴贴压

第六节　经络腧穴按摩

经络腧穴按摩疗法是通过医者在人体体表的经络、腧穴或特定部位上施用一定的手法，以调节人体的生理、病理状况来达到治疗目的，属中医外治法范畴。它治疗疾病的范围可涉及内、外、妇、儿、骨伤、五官等各科许多病症。

一　常用保健按摩手法

1. 推法

根据按摩部位不同，可分别采用指推法、掌推法、肘推法和拳推法。操作时，指、掌、肘或拳紧贴体表，自然着力于拟推部位或穴位上，向一定方向用力推动。用力刚柔并济，以柔和为贵，动作流畅、平稳，而不跳动。本法具有疏经活络、消除瘀结、缓解痉挛等作用。

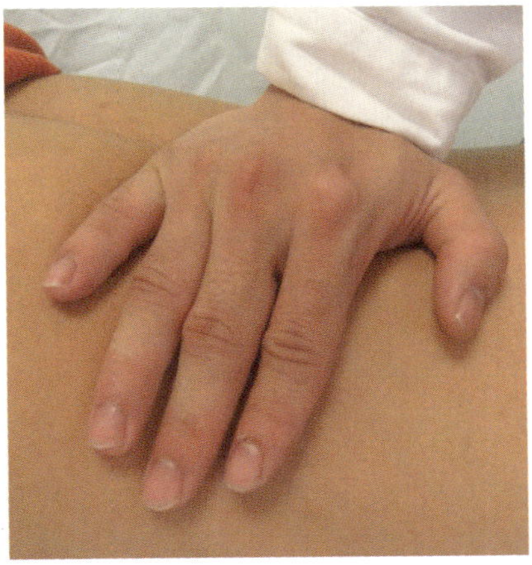

图 3－33　推法

2. 摩擦法

此法指以手掌面、指面、小鱼际或大鱼际为着力面，在治疗部位有节奏地做直线往返移动摩擦或环形平移摩擦的手法。操作时，动作幅度要大，推擦距离尽量拉长，着力面要始终与受术部位的皮肤贴紧，用力均匀、适中，以局部发热为度。摩擦法多施加于胸、腹、背、腰部，可起到宽胸理气、温经止痛、祛风散寒、消肿止痛、行气活血等功效。

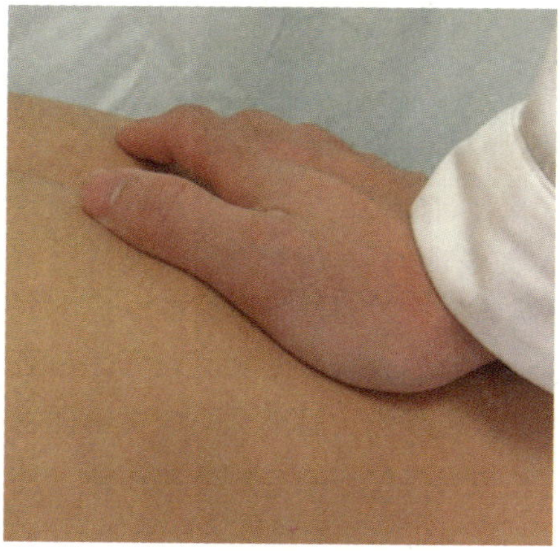

图 3－34　摩擦法

3. 滚法

此法指手握空拳，以食、中、无名、小指四指的近侧指间关节背侧的凸起部位着力，前臂做连续的周期性的内外旋转，并带动腕关节屈伸，使着力点在治疗部位上往复摆动的手法。滚动时松紧结合，并注意动作的协调。此法具有疏经通络、祛风散寒、活血化瘀、解痉止痛、松解粘连、滑利关节等功效。

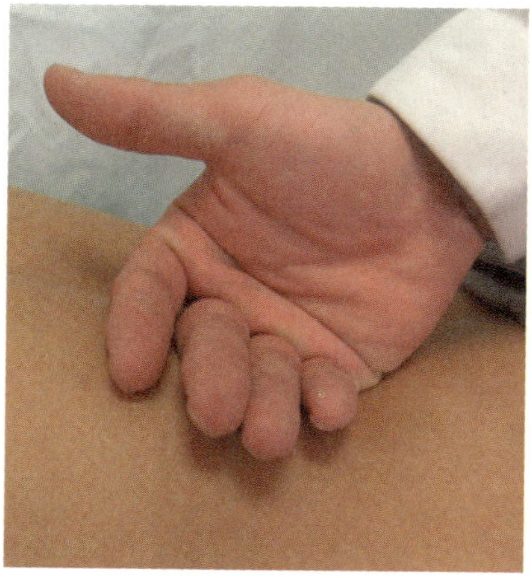

图 3－35　滚法

4. 拿法

此法指用大拇指与其余四指，或全掌缓缓地对称用力，将治疗部位夹持提起，并同时捻搓揉捏的手法。本法刺激深重而柔和，主要作用于颈项、肩背、侧腹部和四肢部肌束、肌腱、痛性结节等各种生理、病理性条索状软组织部位。此法具有疏经通络、祛风散寒、行气活血、解痉止痛、开窍醒神等作用。

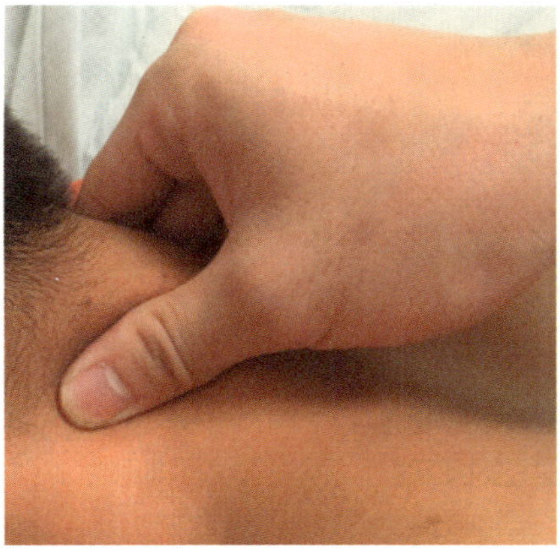

图 3－36　拿法

5. 点法

此法指以指端或食、中指近侧指间关节背侧凸起部着力，用重力按压腧穴的按摩方法。注意用力由轻而重，不可猛然用力。具有通气活血、调和腑脏、平衡阴阳的作用。

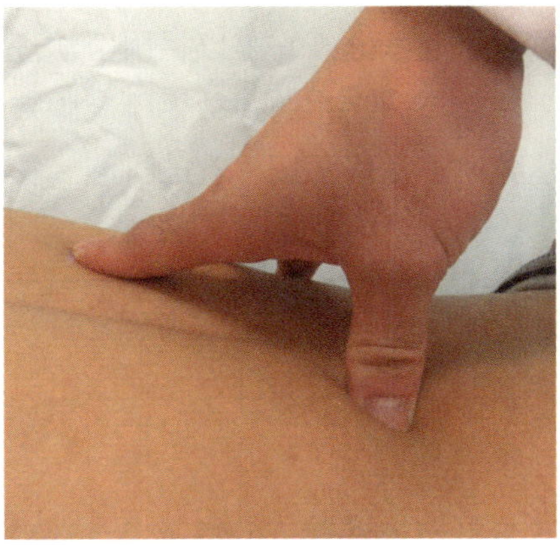

图 3－37　点法

6. 拍击法

此法指用虚掌、拳背、手指端拍打或击打体表一定部位的方法。拍击时要有节奏，轻重适宜，快慢适中，且精力要集中，使患者感觉刺激量深透而无局部皮肤的刺痛感，一般以拍击部位发红、发热为度。注意避免用力过度造成伤害。强而长时间的拍击具有镇静止痛、活血化瘀、解痉及强壮的作用；轻而短时间的拍击有醒脑开窍、兴奋神经、调理肠胃、宽胸理气等功效。

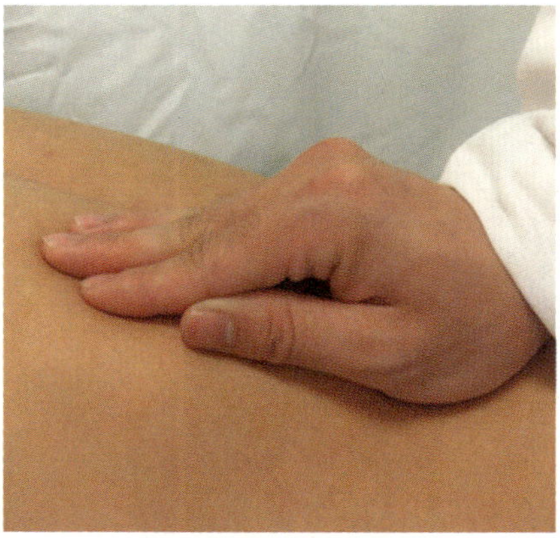

图 3－38　拍击法

二　常用经络腧穴保健按摩法

（一）腧穴按摩法

腧穴按摩是祖国医学的重要组成部分，它是以祖国医学理论为指导，以经络学说为基础，以按摩为主要施治方式，用来防病治病的一种手段。腧穴按摩具有刺激人体特定的穴位，激发人的经络之气，以达到通经活络、调整人的机能、祛邪扶正的作用。

1. 合谷穴

按摩作用：合谷穴为大肠经原穴，又是四关穴之一，对其进行点压按摩，可以疏通大肠经经气，也可以行气止痛，从而使大肠经脉循行之处的组织和器官的疾病得到缓解和治疗，比如头痛、发热、口干、流鼻血、咽喉病以及其他五官疾病。

按摩方法：在做合谷穴位按摩时，两手可以交替按摩，用拇指屈曲垂直按在合谷穴上做一紧一松的按压，频率为每 2 秒钟一次，即每分钟 30 次左右。重要的是按压需要有一定的强度，穴位下面要出现酸、麻、胀的感觉，即有“得气”现象为好，才能起到防病治病的作用。

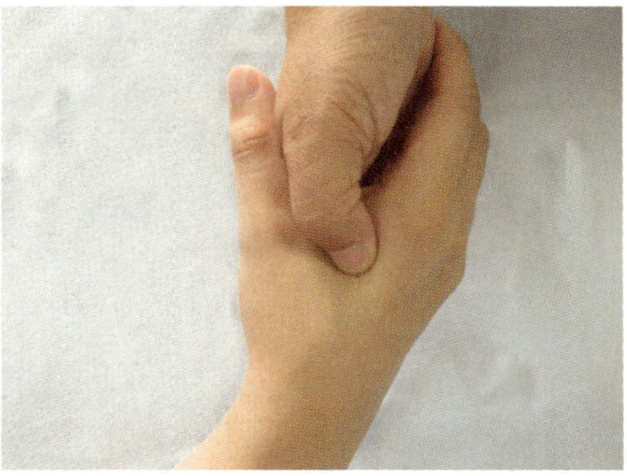

图 3－39　合谷穴按摩图

2. 内关穴

按摩作用：内关穴属心包经，《黄帝内经》云：“手心主之别，名曰内关，心系实则心痛。”所以按摩心包经的内关穴可以治疗和预防心血管病的发生。另外，由于心包经起于胸中，下络三焦，所以按摩内关穴对呼吸系统的疾病，如哮喘、肺气肿、肺源性心脏病以及胃病都有一定的疗效。

按摩方法：用大拇指垂直在内关穴上，指甲的方向要竖向，和两筋平行，指甲要短，以指尖有节奏地按压并配合一些揉的动作，频率与按摩合谷穴相同，按压要有一定的力度，使按摩内关穴产生一定的“得气”感觉，最好使酸、麻、胀的感觉下传到中指，上传到肘部，这样才有较好的效果。

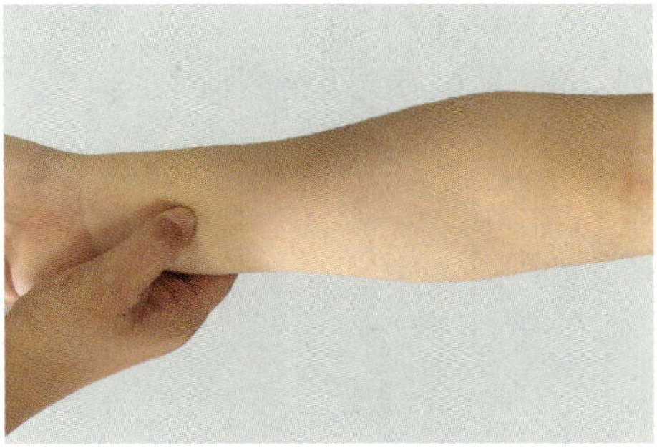

图 3－40　内关穴按摩图

3. 足三里穴

按摩作用：足三里穴属足阳明胃经，凡脾胃失调等消化系统的疾病，通过按摩足三里都会起到明显的效果。中医认为脾胃为后天之本，人出生之后，成长和健康的维持与脾胃的消化营养功能密切相关，而胃经又属于多气多血的经脉，这条经脉受到激发，气血旺盛，必将影响五脏六腑与全身各器官的功能，从而达到保健长寿的效果，因此足三里穴一直都被认为是一个治疗和保健的重要穴位。

按摩方法：如果按摩右侧足三里，可以将左手的拇指放在足三里穴上，其他四指握住胫骨，然后以拇指垂直下按，频率和按摩合谷穴一样，但力度要大。由于足三里下面的肌肉较为丰富，若按摩达不到理想的效果，可以运用一些辅助器械和别人的帮助，这样就容易达到“得气”的效果。

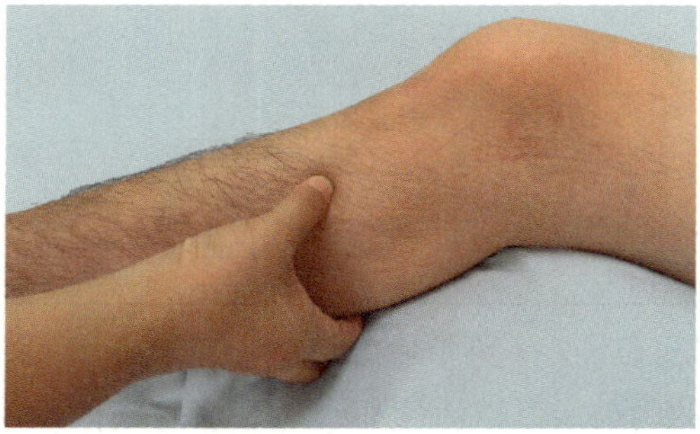

图 3－41　足三里按摩图

4. 三阴交穴

按摩作用：三阴交穴属足太阴脾经，为肝脾肾三经交会穴，历来被认为是妇科圣穴、滋阴要穴。经常按揉有健脾、疏肝、补肾之效。现代医学研究表明，刺激三阴交穴对神经系统、内分泌系统、消化系统、泌尿生殖系统等均有调节作用。

按摩方法：如果按摩右侧三阴交，可以将右手的拇指点压在三阴交穴上，其他四指握住胫骨，然后以拇指垂直向下按揉，频率和按摩合谷穴一样，但力度要大，使按摩三阴交穴产生一定的“得气”感觉，最好使酸、麻、胀的感觉下传到脚底或脚掌，从而达到较好的效果。

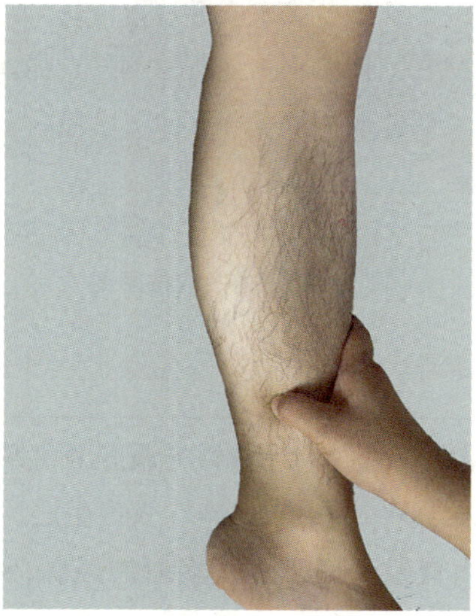

图 3－42　三阴交穴按摩图

（二）经络按摩法

1. 捏脊法

按摩作用：捏脊法具有调和阴阳、健脾和胃、疏通经络、行气活血等功效。临床上多用于治疗小儿疳积、腹泻、呕吐等病症；用于小儿保健能促进小儿生长发育，增强抗病能力；对成人的消化系统疾病、月经不调、痛经以及神经衰弱等各种慢性病症均有良好的疗效。

按摩方法：患儿俯卧，医者坐或站在其一侧，以双手两指或三指，将尾骨尖端的皮肤捏起，沿脊柱两侧自下而上双手交替边捏边向上行，至大椎穴为止，此为平捏法；也可自下而上每捏三下，即向上提拿一次，直至大椎穴为止，此为提捏法。

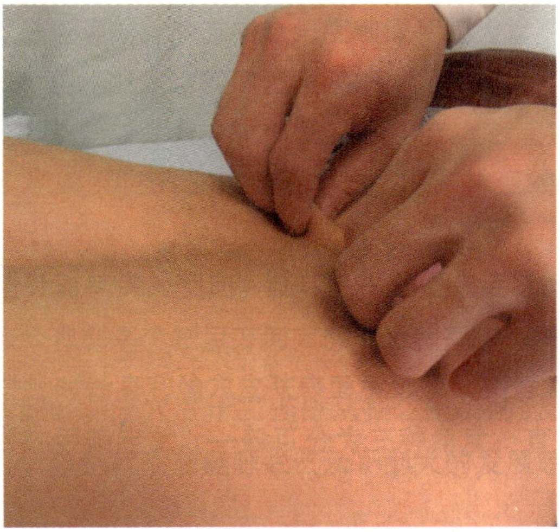

图 3－43 捏脊法

2. 敲胆经

按摩作用：《黄帝内经》说“凡十一脏皆取决于胆也”，少阳经气和则全身气机调畅，即足少阳胆经有通调脏腑气机的功效。从中医理论可知，刺激疏通足少阳胆经有利脾胃、助中焦、通心神、升阳气和疏肝解郁等。敲胆经虽不是准确作用在足少阳胆经腧穴上，但是“离穴不离经”，为养生保健的简便方法之一。

按摩方法：用虚掌或空拳拍打大腿外侧足少阳循行经过的部位，由上到下。拍击时要有节奏，轻重适宜，快慢适中，由轻到重，使感觉深透而无局部皮肤的刺痛感，一次 10 分钟左右，以发热为度，5～7 次为 1 个疗程。

3. 腹部按摩法

按摩作用：中医认为，腹部为“五脏六腑之宫城，阴阳气血之发源”，腹部按摩可通和上下，分理阴阳，去旧生新，充实五脏，驱外感之诸邪，清内生之百症。现代医学认为，腹部按摩可增加腹肌和肠平滑肌的血流量，增强胃肠内壁肌的张力及淋巴功能，使胃肠等脏器的分泌活跃，从而加强对食物的消化、吸收和排泄，改善肠的蠕动功能。

按摩方法：①先搓热手掌，在腹部皮肤上涂擦少许驱风油，以肚脐为圆心，以内部为按摩部位（把腹部均分为内外两个部分，内部主要是小肠部位，外部主要是大肠部位），顺时针方向按摩100~200次，掌揉腹部，揉得发热、局部皮肤潮红为佳，每天1次，5~7次为1个疗程，可进行1~2个疗程。②按摩部位同上，一手自然分开，用手指和手掌按顺时针方向依次按压10~20分钟，5~7次为1个疗程，可进行1~2个疗程。

第四章 保健针灸的应用

第一节 中医体质的针灸调理

一 中医体质的概念

体质的“体”，指身体、形体、个体；“质”，指素质、质量、性质。体质是指人体生命过程中所形成的形态结构、生理功能和心理状态方面综合的、相对稳定的固有特质，是人体在生长发育过程中形成的与自然、社会环境相适应的个体特征。

体质的形成秉承于先天，得养于后天，是机体内外环境多种因素综合作用的结果。先天禀赋是指个体出生之前在母体内所禀受的一切因素，包括父母生殖之精的质量，父母血缘关系所赋予的遗传性，父母生育年龄、身体状况，胎儿在母体内的内环境，胎养、胎教、母体妊娠期疾病、分娩状况等。它是体质形成的基础，决定着个体体质的基本特征，赋予了体质一定程度的稳定性。后天因素是指个体出生之后的一切外界因素，主要包括自然环境因素、社会环境因素、饮食营养、生活起居、劳欲、精神状态以及疾病和药物等方面，它对体质的影响是一个缓慢、持续的渐进性过程，有明显的个体化倾向，后天因素既可影响体质的强弱变化，也可以一定程度上改变人体的体质类型。

体质与健康、疾病密切相关。一方面，体质是伴随着生命现象而存在的，个体在生命的过程中，总会显现出自己的身心特征，不同的个体因不同的种族、家族、环境、性别、年龄等而具有不同的体质特征，同一个体也可因不同的年龄阶段、自然社会环境、饮食起居、疾病药物因素而具有不同的体质特征，每个个体的体质特征显示着各自的生命质量，反映着各自的健康状态。另一方面，不同体质的个体，对各种疾病的抵抗能力不同，发病的种类和概率也不尽相同，这反映了各自对不同病因和致病因素的易感性，比如痰湿体质的人，特别容易出现肥胖，尤其是中心性肥胖，或者容易出现高脂血症、高血压、脂肪肝、糖尿病等代谢性疾病。不同体质的个体患病之后，因机体的反应性不同，病情的轻重缓急、临床表现、传变转归等也不尽相同。

二 中医体质的分类

中医体质的分类是建立在中医基础理论之上，依据人体的形态结构、生理功能、心理特点、反应状态及病理特点而判定分类的。人体的中医体质可分为平和体质、气虚体质、阳虚体质、阴虚体质、血虚体质、痰湿体质、湿热体质、血瘀体质、气滞体质等 9 种类型。

1. 平和体质

平和体质是由于先天禀赋良好，后天调养得当，以体态适中、面色红润、精力充沛、脏腑功能状态强健壮实为主要特征的一种体质。

（1）形体特征：体形匀称健壮。

（2）常见表现：面色、肤色润泽，头发稠密有光泽，目光有神，鼻色明润，嗅觉通利，唇色红润，不易疲劳，精力充沛，耐受寒热，睡眠良好，胃纳佳，二便正常，舌色淡红，苔薄白，脉象和缓有力。

（3）心理特征：性格随和开朗。

（4）发病倾向：平素较少患病。

（5）对外界环境适应能力：对自然环境和社会环境适应能力较强。

2. 气虚体质

气虚体质是由于体内元气不足，以疲乏、气短、自汗等气虚表现为主要特征的一种体质，其成因多为先天禀赋不足、年老气虚、营养不良、思虑过度、久劳久病等。

（1）形体特征：肌肉松软不实。

（2）常见表现：平素语音低弱，气短懒言，容易疲乏，精神不振，易出汗，舌淡红，舌胖大边有齿痕，脉弱。

（3）心理特征：性格内向、不喜冒险。

（4）发病倾向：易于罹患感冒、疲劳综合征、贫血、胃下垂等疾病，女性易出现子宫脱垂、流产等倾向。

（5）对外界环境适应能力：不耐受寒邪、风邪、暑邪。

3. 阳虚体质

阳虚体质是由于体内阳气不足，以畏寒怕冷、手足不温等虚寒表现为主要特征的一种体质，其成因多为先天禀赋不足、年老阳衰、纵欲过度、久居高寒地区、长期进食冰冻寒凉食物等。

（1）形体特征：多形体白胖，肌肉松软。

（2）常见表现：平素畏冷，手足不温，喜热饮食，精神不振，舌淡胖嫩，脉沉迟。

（3）心理特征：性格多沉静、内向。

（4）发病倾向：易于罹患感冒、水肿、泄泻、阳痿、哮喘、甲状腺功能减退、风湿性关节炎、痛经、不孕不育等疾病。

（5）对外界环境适应能力：耐夏不耐冬，不耐受寒邪，易感风、寒、湿邪。

4. 阴虚体质

阴虚体质是由于体内阴液亏少，以口燥咽干、手足心热等虚热表现为主要特征的一种体质，其成因多为先天不足，如孕育时父母体弱，或年长受孕、早产等，或日后失养、纵欲耗精、过食辛辣、积劳阴亏等。

（1）形体特征：体形偏瘦。

（2）常见表现：手足心热，口燥咽干，鼻微干，喜冷饮，大便干燥，舌红少津，脉细数。

（3）心理特征：性格急躁，外向好动，活泼。

（4）发病倾向：易于罹患咳嗽、糖尿病、发热、盗汗、失眠、便秘、女性闭经等疾病。

（5）对外界环境适应能力：耐冬不耐夏，不耐受暑、热、燥邪。

5. 血虚体质

血虚体质是由于体内血液亏虚，以精神倦怠、形体消瘦、面色苍白无华等血虚表现为主要特征的一种体质，其成因多为年老体弱、脾胃虚弱、失血过多、七情内伤等。

（1）形体特征：形体消瘦者为多。

（2）常见表现：少神，面体色泽萎黄或淡白，无光泽，毛发干枯脱落，头晕眼花，短气或少气，汗出，食欲减退，睡眠不佳，便秘或排便不爽，女性还见月经色淡、量少甚至闭经，舌质淡白，脉象多涩、微、芤、虚、弱等。

（3）心理特征：性格内向，软弱。

（4）发病倾向：易于罹患失眠、健忘、心悸、月经后期、闭经、脱发、营养不良、早衰、消化不良、头晕、阳痿、性功能障碍等疾病。

（5）对外界环境适应能力：适应能力差，容易感受外邪。

6. 痰湿体质

痰湿体质是由于水液内停、痰湿凝聚，以形体肥胖、腹部肥满、口黏苔腻等痰湿表现为主要特征的一种体质，其成因多为先天脾胃虚弱，后天过食肥甘、运动过少等。

（1）形体特征：体形肥胖，腹部肥满松软。

（2）常见表现：面部皮肤油脂较多，多汗且黏，胸闷，痰多，口黏腻或甜，喜食肥甘，苔腻，脉滑。

（3）心理特征：性格偏温和、稳重，多善于忍耐。

（4）发病倾向：易于罹患糖尿病、高血脂、高血压、肥胖、中风、眩晕、咳喘、痛风、冠心病等疾病。

（5）对外界环境适应能力：对梅雨季节及潮湿环境适应能力差，易患湿证等。

7. 湿热体质

湿热体质是由于湿热内蕴，以面垢油光、口苦、苔黄腻等湿热表现为主要特征的一种体质，成因多为先天禀赋不足、久居湿热之地、喜食肥甘、长期饮酒、熬夜等。

（1）形体特征：体形中等或偏瘦。

（2）常见表现：面垢油光，易生痤疮，口干口苦，身重困倦，大便黏滞不爽或燥结，小便短黄，男易阴囊潮湿，女易带下量多，舌质偏红，苔黄腻，脉滑数。

（3）心理特征：容易心烦急躁。

（4）发病倾向：易于罹患痤疮、粉刺、疮疖、脂溢性皮炎、复发性口疮、肝炎、黄疸、痛风、糜烂性胃炎、胃溃疡、胆囊炎、风湿热等疾病。

（5）对外界环境适应能力：对春夏湿热气候，湿重或气温偏高环境较难适应。

8. 血瘀体质

血瘀体质是由于体内血行不畅，以肤色晦暗、舌质紫黯等血瘀表现为主要特征的一种体质，其成因多为先天禀赋不足、外伤、抑郁气滞、久病入络、久居高寒湿冷、运动过少等。

（1）形体特征：胖瘦均见。

（2）常见表现：肤色晦暗，色素沉着，容易出现瘀斑，口唇黯淡，舌黯或有瘀点，舌下脉络紫黯或增粗，脉涩。

（3）心理特征：易烦、健忘。

（4）发病倾向：易于罹患心脑血管疾病、动脉硬化、血管神经性头痛、下肢静脉曲张、皮肤病，女性易患黄褐斑、痛经、闭经等疾病。

（5）对外界环境适应能力：不耐受寒邪。

9. 气滞体质

气滞体质是由于体内气机郁滞，以神情抑郁、忧虑脆弱等气滞表现为主要特征的一种体质，其成因多为先天禀赋不足、受精神刺激、惊恐、抑郁思虑等。

（1）形体特征：形体瘦者为多。

（2）常见表现：神情抑郁，情感脆弱，烦闷不乐，舌淡红，苔薄白，脉弦。

（3）心理特征：性格内向不稳定、敏感多虑。

（4）发病倾向：易于罹患焦虑症、抑郁症、偏头痛、月经不调、高血压、心律失常、脂肪肝、消化不良、乳腺增生、子宫肌瘤、甲亢、肝胆疾病等。

（5）对外界环境适应能力：对精神刺激适应能力较差，不适应阴雨天气。

三 各种病理体质的针灸调理

平和体质之人气血阴阳调和，平素少病，精神饱满，精力充沛，纳眠佳，二便通调，性格随和开朗，心理素质好，是理想的体质状态，一般不需盲目进补，宜无为而治、顺其自然。平和体质的养生之道宜调摄精神，避免不良情绪刺激，起居有常，劳逸结合，动静相宜，均衡饮食，按照一年四季时令气候，阴阳消长变化的规律和特点，可适当进行药膳或针灸调理以增强体质。

而其他病理性体质之人多处在亚健康状态，抗病能力下降，对某类疾病具有易感性，而容易罹患相应疾病。因此，对各种病理性体质进行针灸调理有较大的保健意义。

1. 气虚体质的针灸调理

气虚体质的针灸调理以补气健脾为原则。肺主一身之气，肾藏元气，脾胃为气血生化之源，故脾、肺、肾皆为调理重点。

（1）毫针：取穴百会、肺俞、脾俞、中脘、关元、气海、足三里，毫针刺，补法，每天 1 次。

（2）艾灸：取穴百会、肺俞、神阙、关元、足三里，将艾条点燃的一端对准应灸部位，距皮肤高 2～3cm，局部有温热感而无灼热为宜，一般每穴灸 10～15 分钟，至皮肤红晕为度，隔天 1 次。

（3）经络腧穴按摩：胃经、膀胱经、督脉循经按摩，点按关元、足三里，每次按摩约 10 分钟，每天 2 次，早晚各 1 次。

2. 阳虚体质的针灸调理

阳虚体质的针灸调理以温阳祛寒、温补脾肾为原则。五脏之中，肾为一身阳气之根，脾为气血生化之源，故肾、脾皆为调理重点。

（1）毫针：取穴百会、肾俞、脾俞、命门、关元、气海，毫针刺，补法，每天 1 次。

（2）艾灸：取穴神阙、关元、命门、足三里、脾俞、肾俞、涌泉，温和灸或隔姜灸，隔天 1 次。也可于夏季三伏天行天灸调理。根据中医“春夏养阳”的法则，在夏季三伏天，每伏进行一次天灸调理，在自然界阳气旺盛之时，助人体阳气一臂之力，可收到事半功倍的效果。

（3）经络腧穴按摩：膀胱经、督脉循经按摩，点按百会、四神聪、关元、肾俞、命门等穴，每次按摩约 10 分钟，每天 2 次，早晚各 1 次。

3. 阴虚体质的针灸调理

阴虚体质的针灸调理以滋阴清热、滋养肝肾为原则。五脏之中，肝藏血，肾藏精，精血互化，故肾、肝皆为调理重点。

（1）毫针：取肝俞、肾俞、三阴交、太溪、太冲、关元等穴，毫针刺，补法。阴虚内热者可加膏肓、曲池、内庭等穴，施平补平泻法，每天1次。

（2）刮痧：督脉，膀胱经，任脉，从小腿外侧前缘到第二、三趾段的胃经，小腿内侧到足大趾段的脾经，小腿内后侧至足小趾段的肾经，每次选2~3个部位，每个部位刮拭20~30次，至皮肤出现潮红、紫红色等颜色变化，或出现丘疹样斑点、条索状斑块等形态变化，并伴有局部热感或轻微疼痛，两次刮痧之间宜间隔3~6天。

（3）经络腧穴按摩：肝经、肾经循经按摩，点按肝俞、肾俞、三阴交、太溪、复溜等穴，每次按摩约10分钟，每天2次，早晚各1次。

（4）耳穴贴压：取皮质下、神门、交感、心、肝、肾、内分泌等耳穴，每次选3~5穴。用王不留行籽贴压，3~5天更换1次。

4. 血虚体质的针灸调理

血虚体质的针灸调理以健脾益气养血为原则。脾主运化，为“后天之本，气血生化之源”，肝藏血，肾藏精，“精血同源”，故脾、肝、肾为调理重点。

（1）毫针：取心俞、膈俞、肝俞、脾俞、肾俞、三阴交、足三里、中脘、关元、气海、血海等穴，每次取5~8穴，毫针刺，补法或平补平泻法，每天1次。

（2）艾灸：取足三里、关元穴，温和灸10~15分钟，每天1次，血虚血燥者慎用。

（3）穴位注射：取足三里、三阴交穴，用当归注射液、黄芪注射液或参麦注射液2~4ml，每穴注射0.5~1ml，每周2次。

（4）经络腧穴按摩：肝经、脾经、胃经循经按摩，点按血海、三阴交、足三里等穴，以局部酸胀麻为度，可左右交替按揉，每日2~3次，每次3~5分钟。

5. 痰湿体质的针灸调理

痰湿体质的针灸调理以健脾祛湿为原则。脾主运化水湿，胃主收纳腐熟水谷，三焦主运行水液，故脾、胃、三焦为调理重点。

（1）毫针：取脾俞、胃俞、三焦俞、中脘、关元、水道、阴陵泉、三阴交、足三里、丰隆等穴，毫针刺，泻法或平补平泻法，每天1次。

（2）艾灸：取神阙、水分、中脘、关元、足三里、三阴交等穴，温和灸，神阙穴可隔盐灸或隔姜灸，隔天1次。

（3）经络腧穴按摩：脾经、胃经、任脉循经按摩，点按脾俞、胃俞、中脘、水分、阴陵泉、三阴交等穴，每次按摩约10分钟，每天2次，早晚各1次。

（4）拔罐：取背部膀胱经及督脉、神阙穴，每次5~8分钟，每周1~2次。

6. 湿热体质的针灸调理

湿热体质的针灸调理以疏肝利胆、清热祛湿为原则。脾主运化水湿，肝主疏泄，故脾、胃、肝、胆皆为调理重点。

（1）毫针：取大椎、曲池、肝俞、脾俞、阴陵泉、三阴交、行间、侠溪、天枢等穴，毫针刺，泻法，每天 1 次。

（2）刮痧：背部膀胱经第一、二侧线，督脉（大椎穴至至阳穴），从上到下轻轻刮，每个部位刮拭 20 ~ 30 次，两次刮痧之间宜间隔 3 ~ 6 天。

（3）经络腧穴按摩：三焦经、肝经、胆经、脾经循经按摩，每次按摩约 10 分钟，每天 2 次，早晚各 1 次。

（4）拔罐：取背部膀胱经及督脉、神阙穴，留罐法或走罐法，每周 1 ~ 2 次。

7. 血瘀体质的针灸调理

血瘀体质的针灸调理以疏肝行气、活血化瘀为原则。肝主疏泄，心主血脉，气行则血行，故心、肝皆为调理重点。

（1）毫针：取膈俞、肝俞、委中、太冲、曲泉、期门、血海、三阴交、曲池、合谷、内关等穴，毫针刺，泻法，每天 1 次。

（2）三棱针：取大椎、膈俞、曲池、委中等穴，皮肤消毒后，用三棱针点刺，使其自然出血，或可加拔火罐，每周 1 ~ 2 次。

（3）经络腧穴按摩：心经、肝经循经按摩，点按内关、合谷、膈俞、心俞、三阴交等穴，每次按摩约 10 分钟，每天 2 次，早晚各 1 次。

8. 气滞体质的针灸调理

气滞体质的针灸调理以疏肝解郁、理气行滞为原则。肝主疏泄，故肝为调理重点。

（1）毫针：取头维、膻中、期门、中脘、天枢、气海、内关、足三里、太冲等穴，毫针刺，泻法，每天 1 次。

（2）刺络拔罐：取大椎、膈俞、至阳、肝俞、筋缩、胆俞、中枢等穴，每次取 3 个穴位，以三棱针如梅花状点刺 5 下，然后拔罐 5 分钟，交替取穴，每周 1 次。

（3）经络腧穴按摩：任脉、心包经、肝经、胆经、膀胱经循经按摩，点按膻中、中脘、神阙、气海、内关、间使、曲泉、期门、日月、阳陵泉、支沟等穴，每次按摩约 10 分钟，每天 2 次，早晚各 1 次。

（4）刮痧：在背部第七胸椎至第十胸椎之间的部位进行刮痧，其中包括膈俞、至阳、肝俞、筋缩、胆俞、中枢等穴位，每次 10 分钟，以刮拭部位痧点出透为度，每周 1 ~ 2 次。

第二节　心理保健及针灸调理

一　中医学对心理保健的认识

1. 中医心神与情志的概念

神，既是中医学的概念，也是中国古代哲学的概念。在古代哲学范畴中，神是指调控宇宙万物发生发展变化的一种力量，是宇宙的主宰及规律。而在中医学中，神是人体生命活动的主宰及其外在总体表现的统领，而神又可分广义之神与狭义之神，广义之神是指整个人体生命活动的外在表现，狭义之神是指人的精神、意识、思维及情感活动，其基本范畴相当于现代心理学中的心理过程。

中医学认为，心藏神，主神明、神志，即心有统率人体一切生理活动及主司意识、思维、情志等一切心理活动的作用，故《素问·灵兰秘典论》曰："心者，君主之官，神明出焉。"《灵枢·邪客》曰："心者，五脏六腑之大主，精神之所舍也。"《素问·六节脏象论》曰："心者，生之本，神之处也。"

中医学不仅认为心主神志，而且认为神志与五脏皆有关系。狭义之神可分为神、魂、魄、意、志，分别归藏于五脏，《素问·宣明五气》曰："心藏神，肺藏魄，肝藏魂，脾藏意，肾藏志。"五志包括喜、怒、思、悲、恐，均包含于情感、情绪之中，也是人体的心理活动，亦属于神的范畴，五志与五脏的关系是：心在志为喜，肝在志为怒，肺在志为悲，脾在志为思，肾在志为恐，不同脏腑精气的盛衰对不同情志的产生起着决定性作用。

2. 七情内伤是心理疾患的主因

导致心理疾病的中医学病因十分复杂，它是由躯体的、心理的和社会的诸多因素在不同时间和不同程度上相互作用的结果，而在诸多的因素中，"七情内伤"是主要的诱发因素。七情是指人的喜、怒、忧、思、悲、恐、惊七种情志活动，正常的情志变化不会导致或诱发疾病，只有当突然、强烈或长期持久的情志刺激，超过了个体生理或心理的适应调节能力范畴，使人体气机紊乱，脏腑阴阳气血失调，或人体正气虚弱，脏腑精气虚衰，对情志刺激的适应调节能力低下，才会导致包括心理疾病在内的各种疾病的发生，即为"七情内伤"。如《吕氏春秋·尽数》曰："大喜、大怒、大忧、大恐、大哀，五者接神，则生害矣。""七情内伤"可直接伤及内脏，造成脏腑功能紊乱，如"怒伤肝""喜伤心""思伤脾""悲伤肺""恐伤肾"。"七情内伤"还可影响脏腑气机，如《素问·举痛论》："百病生于气也，怒则气上，喜则气缓，悲则气消，恐则气下，寒则气收，炅则气泄，惊则气乱，劳则气耗，思则气结……”

其他诸如社会因素、饮食、劳倦失常及人体内代谢产物亦是导致情志变化的因素。如人体代谢失常，形成血瘀或痰湿阻滞气机，也会出现情志异常而引起心理疾病。

3. 中医注重心理养生

中医学自古以来就强调卫护心神、重视心理养生，即注重保护心理健康。《素问·上古天真论》提出的“恬淡虚无，真气从之，精神内守，病安从来”“志闲而少欲，心安而不惧”“嗜欲不能劳其目，淫邪不能惑其心”等，《灵枢·本神》要求“喜怒而安居处，节阴阳而调刚柔”等，都体现了心身统一的整体观。其内容包括了心理活动（认知、情感、行动、个性等）的协调统一、完整，心理与环境的协调统一，心理与躯体功能的协调统一，这也就形成了顺应自然、形神兼养、动静合一、神情相应、审因制宜的中医心理保健观，从原则上说这与现代心理学的心理健康观是一致的。

二 失眠

1. 失眠的概念

失眠，中医学称为“不寐”“不得眠”“不得卧”“目不瞑”等，是由于心神失常或不安而引起，以经常不能获得正常睡眠为特征的一类病症，轻者入睡困难，或寐而易醒，或醒后不能再寐，亦有时寐时醒等，严重者彻夜不眠。

正常的睡眠，依赖于人体的“阴平阳秘”，脏腑调和，气血充足，心神安定，心血得静，卫阳能入于阴。各种外感或内伤因素引起脏腑阴阳失调，就会导致不寐的发生，如《灵枢·大惑论》：“黄帝曰：‘病不得卧者，何气使然？’岐伯曰：‘卫气不得入阴，常留于阳。留于阳则阳气满，阳气满则阳跷盛，不得入于阴则阴气虚，故不眠矣。’”

2. 失眠的原因

失眠的发生常与情志失调、饮食不节、劳逸失调、病后体虚等因素有关。多因思虑劳倦，伤及心脾，或病后体衰，气血不足，心失所养；或因情志所伤，扰动心神；或因心虚胆怯，神不内守；或因痰火扰乱神明，神不守舍；或因心肾不交，神志不宁等，从而导致失眠的发生。本病的病位在心，与肾、肝、脾、胆密切相关，其基本病机是心神不宁，或阳盛阴衰，阴阳失交。

3. 失眠的表现

（1）失眠是以睡眠质量不满意为主的一种状况，包括难以入睡、睡眠不深、易醒、多梦、早醒、醒后不易再睡、醒后不适感、疲乏，或白天困倦。失眠可引起病人焦虑、抑郁或恐惧心理，并导致精神活动效率下降，妨碍社会功能。

（2）多导睡眠图：睡眠潜伏期延长（>30 分钟）；实际睡眠时间减少（每夜<6 个半小时）；觉醒时间增多（每夜>30 分钟）。

4. 失眠的针灸调理方法

失眠的针灸调理以调和阴阳、安神利眠为基本原则，取穴以督脉、手少阴心经及足太阴脾经穴为主。

（1）毫针：取百会、四神聪、安眠、神门、三阴交、照海、申脉等穴，毫针刺，照海施补法，申脉施泻法，其余腧穴平补平泻法，留针 30 分钟。每天午后或睡前 1 次。

（2）耳穴贴压：取神门、心、肾、肝、皮质下、垂前、耳背心等耳穴，用王不留行籽贴压，睡前每穴各按压 15 下，以耳廓潮红、有灼热感为度。每 3～4 天换贴另外一侧耳穴。

（3）刮痧：以刮痧板刮拭督脉、足太阳膀胱经为主，重点取百会、风池、风府、大椎、肩井等穴，每个部位刮拭 20～30 下，至皮肤潮红，或出现丘疹样斑点、条索状斑块为度，每周 1 次。

（4）皮肤针：皮肤针分别叩击头正中线及左右旁开 1.5 寸，头部颞区及颈外侧胸锁乳突肌，脊柱两侧各旁开半寸、1.5 寸和 3 寸三线，频率 80～100 次/分钟，每次 15～20 分钟。以皮肤充血潮红为度，每晚 1 次。

（5）艾灸：每晚临睡前用艾条温和灸百会、足三里、三阴交、涌泉等穴各 5 分钟。

（6）拔罐：后正中线大椎穴水平旁开 0.5 寸、1.5 寸、3 寸向下各引一条平行线至腰阳关水平为走罐路线，重点在心俞、肝俞、脾俞、肾俞等穴，豹文刺大椎穴后刺血拔罐，隔日 1 次。

（7）经络腧穴按摩：坐于床上，用拇指端按揉足三里、三阴交、阴陵泉穴各 50 次，擦涌泉穴，以透热为度；双掌擦肾俞、大肠俞穴；拇指按压神门、内关穴各 1 分钟；仰卧位，叠掌揉中脘穴；两中指按揉两侧太阳穴 1 分钟；拇、食指按揉睛明穴 1 分钟；拇指抵住太阳穴，两食指屈曲，用桡侧面抹眼眶 30 次，每晚 1 次。

5. 注意事项

失眠的针灸调理以下午或睡前进行效果较佳。失眠多由情志抑郁引起，应解除思想顾虑，积极参加体育锻炼，临睡前不进行激烈、紧张的活动，睡前不喝咖啡、浓茶等兴奋类的饮料，以及避免噪声刺激。

三 竞技紧张综合征

1. 竞技紧张综合征的概念

竞技紧张综合征包括比赛紧张综合征、考场紧张综合征，是指在竞技（考试、比赛）前或竞技中因精神过度紧张所出现的一系列症候群，如头晕、头痛、失眠、神疲乏力、烦躁等，甚则出现腹痛腹泻、呕吐等。现代医学认为，本病是因个人心理压力和社会环境影响等多因素的刺激，使心理失衡，情绪变化，并通过自主神经、内分泌系统的作用而引起人体一系列的生理异常变化。竞技紧张综合征属中医学“头晕”“不寐”“健忘”“晕厥”“心悸”等范畴。

2. 竞技紧张综合征的原因

竞技紧张综合征多因思虑过极，引起心、肝、脾等脏腑功能失调。《奇效良方》曰：“……此由思虑过矣。伤于心，则血耗散，神不守舍；伤于脾，则胃气衰惫，而虑愈深。二者皆令人遇事则卒然而遂忘也。盖心主血，因血少而不能养其真脏，或停饮而气郁以生痰，气既滞，脾不得舒，是病皆由此作。”思虑太过，暗耗心血，心神失养而可见失眠、多梦、心悸等症状；脾气郁结，久则伤正，运化失常，出现食少纳呆，腹胀腹痛便溏等症状。本病位在心、脑，与肝、脾密切相关，多以心脾两虚、肝郁气滞、气血不足为主要病机。

3. 竞技紧张综合征的表现

竞技紧张综合征的临床表现为失眠、健忘、头痛、头晕、心悸、烦躁、口干、食欲不振、恶心呕吐、腹泻或便秘、痛经及月经紊乱、手指震颤、小腿痉挛，甚则昏厥等症状。

4. 竞技紧张综合征的针灸调理方法

竞技紧张综合征的针灸调理以补益心脾、疏肝理气、镇静宁神、醒脑增智为基本原则，取穴以手少阴心经、足太阴脾经、足厥阴肝经穴为主。

（1）毫针：取百会、风池、四神聪、神门、内关、足三里、三阴交等穴，毫针刺，平补平泻法，留针 30 分钟，每天 1 次。

（2）耳穴贴压：取神门、心、皮质下、交感、枕、脑、脾、肝等耳穴。每次选 3～5 穴，采用王不留行籽贴压，每日按压 3～5 次，每次 10 分钟，以感到胀痛为宜，紧张时或睡前常规按压 1 次，每隔 3 天换贴 1 次，双耳交替进行。

（3）皮肤针：取百会、四神聪、足三里、心俞、督俞、印堂、太阳等穴，用皮肤针叩刺，每穴 2～3 分钟，以皮肤轻微红晕为度，每日 1 次。

（4）电针：取穴同毫针法，在毫针针刺基础上，接通电针治疗仪，疏密波，具体刺激强度以患者能耐受为度，一次 15～20 分钟，每天 1～2 次。

（5）经络腧穴按摩：督脉、膀胱经、胆经、心经循经按摩，点按百会、肩井、风池、脾俞、胃俞、膈俞、心俞、肾俞、内关、神门、三阴交等穴，摩腹配合按揉关元、气海、中脘、天枢等穴，每次按摩 20～30 分钟，每天 1 次。

5. 注意事项

（1）针灸调理竞技紧张综合征疗效确切，无副作用，不影响运动员药检结果。

（2）竞技前施行耳穴贴压调理，考试或比赛过程中如果出现紧张症状可自己按压耳穴以加强刺激，增强镇静效果。

（3）竞技紧张综合征由精神紧张引起，因此除了上述调理外，可配合心理疏导。

第三节 脾胃保健及针灸调理

一 中医学对脾胃生理与病理的认识

1. 中医学对脾胃生理功能的认识

脾与胃同属五行之土，脾主运化，胃主受纳；脾主升清，胃主降浊；脾喜燥而恶湿，胃喜润而恶燥。二者在生理上相互联系，病理上相互影响，共主饮食物的消化、吸收及水谷精微的运输、布散，同为“后天之本”“气血生化之源”。

（1）脾主运化。

脾主运化是指脾具有对饮食水谷消化吸收，化生为精微物质，并将精微物质转输到全身各脏腑组织的生理功能，也就是对营养物质的消化、吸收、运输的功能。脾的运化功能，包括运化水谷和运化水湿两个方面。其一，运化水谷：即脾对水谷的消化及精微物质的吸收和输布作用。饮食入胃，通过胃的“腐熟”和小肠的“化物”分解成水谷精微和糟粕，还要通过脾的进一步消化，并将其所产生的精微物质吸收，上输于肺，化生为血，经肺的宣发功能输送到全身各个器官。其二，运化水湿：脾有促进水液吸收、转输、排泄的作用。人体摄入的水液，一方面通过脾的吸收转化布散全身，一方面在脾运化水湿的作用下，将各器官组织代谢后的水液，转输至肾，通过肾的气化作用形成尿液，下输膀胱，排泄于外，从而维持人体水液代谢的平衡。

（2）脾主统血。

脾主统血，是指脾气具有统摄、控制血液在脉中正常运行而不逸脉外的功能。脾气统摄血液的功能，实际上是气的固摄作用的体现。脾气为一身之气分布到脾脏的部分，一身之气充足，脾气必然充盛；而脾气健运，一身之气自然充足。气足则能摄血，故脾统血与气摄血是统一的。脾气健旺，运化正常，气生有源，气足而固摄作用健全，血液则循脉运行而不逸出脉外。

（3）胃主受纳、腐熟水谷。

胃是机体对饮食物进行消化吸收的重要脏器，主受纳、腐熟水谷。受纳，即接受和容纳。腐熟，即饮食物经过胃的初步消化变成食糜。饮食入口，经食道容纳于胃中，故称胃为

“太仓”“水谷之海”。水谷经胃的腐熟，下传于小肠，其精微物质经脾的运化而营养全身。

2. 中医学对脾胃病理变化的认识

（1）运化失常。

脾运化水谷的功能减弱，则水谷的消化及精微的输布功能均可受到影响，精、津、气、血化源不足，人体的各个部位都不能得到充分的营养，就会出现腹胀，食后尤甚，大便溏薄或完谷不化，不思饮食，四肢倦怠乏力，全身肌肉消瘦，儿童发育迟缓等症状。

脾脏运化水液的功能失常，造成水液停聚，可以引发腰以下浮肿的阴水证；也可形成“水走肠间、漉漉有声”的痰饮证或腹胀如鼓、青筋暴露的水臌证。此外，湿邪留聚体内后，可以困扰脾土，导致脾脏运化功能失常。

（2）升降失司。

脾主升清，胃主降浊。如果脾不升清则水谷运化、气血生化无源，人体各个组织器官营养不足，从而出现精神疲惫，身体无力，少气懒言，头晕头重，视物不清，脘腹胀满，食后尤甚，大便泄泻等病症。如果脾气虚进一步加重，非但不升，反而下降，可以出现腹腔内脏器下垂的脾气下陷证，临床上可以见到胃下垂、肾下垂、子宫脱垂、脱肛及久泻等。

饮食不节，食滞胃脘，浊气不降可以影响到脾的升清与运化。反之，如果劳倦、忧思伤脾，脾气运化失职，该升不升，可以影响胃的受纳、腐熟与和降，从而出现食欲不振、恶心呕吐、脘腹胀满疼痛或嗳气泄泻等病。

（3）统摄失职。

过于劳倦，或饮食不节，或忧思抑郁均可损伤脾气，影响脾统血的功能，导致血液不循常道而溢出脉外，如果血溢于上，则可见呕血、牙龈出血、鼻出血等；血溢于下，可见便血、尿血等；血溢于外，可见皮下出血；妇女可见漏下不止、淋漓不断等。

二 消化不良

1. 消化不良的概念

消化不良是指一组表现为上腹部疼痛或有烧灼感、餐后上腹饱胀和早饱的症状群，可伴食欲不振、嗳气、恶心或呕吐等。消化不良症状的产生与胃肠疾病有关，也可由胰、胆、肝脏疾病等引起。消化不良从病因上可分为器质性消化不良和功能性消化不良。其中功能性消化不良患者的症状源于上腹部，血生化和内镜等检查无异常发现，其临床表现难以用器质性疾病解释，属中医“痞满”“胃脘痛”“积滞”范畴。

2. 消化不良的原因

消化不良多由禀赋不足、脾胃虚弱；饮食不节、食滞胃脘；情志不畅、肝气郁结；内伤外感、湿热中阻；日久失治、寒热错杂或虚火内盛、胃阴不足等所致。诸多原因导致脾胃损伤，脾气虚弱，运化失司，形成食积、湿热、瘀血等病理产物，阻于中焦，胃中气机郁滞，升降失常，导致胃肠运动功能紊乱；土虚木乘，肝气横逆犯胃，胃失和降而出现脘腹胀满、疼痛、嘈杂、嗳气等一系列症状。因此，本病病位在胃，主要涉及肝、脾二脏，情志不畅和饮食积滞存在于消化不良发病的整个过程，脾虚气滞是消化不良的中心病理环节。

3. 消化不良的表现

（1）消化不良的主要症状包括餐后饱胀、早饱感、上腹痛、上腹烧灼感。

（2）必要时结合胃镜，肝、肾功能以及血糖等生化检查，腹部超声检查，消化系统肿瘤标志物检测和腹部 CT 扫描等辅助检查。

4. 消化不良的针灸调理方法

消化不良的针灸调理以健脾和胃、理气行滞为基本原则，取穴以任脉、足太阴脾经、足阳明胃经穴为主。

（1）毫针：取足三里、天枢、关元、中脘、内关、期门、阴陵泉、脾俞、胃俞等穴，每次选取 5 ~ 8 穴，毫针刺，虚补实泻，留针 30 分钟，每天 1 次。

（2）艾灸：取脾俞、胃俞、中脘、上脘、天枢、足三里穴，用温和灸的方法，艾条距皮肤 3 ~ 5cm，灸后以皮肤红晕不起泡为度，年轻体胖及背部穴位灸 40 分钟左右，老年人及形体消瘦者灸 20 ~ 30 分钟，前后交替，每天 1 次。

（3）隔盐灸：患者取仰卧位，暴露上腹部，在中脘穴处先铺上薄层的医用纱布，取细白盐适量置于纱布上，然后在盐上放置直径约 1.2cm，呈三角锥形的艾炷施灸。每次灸 7 壮，时间约 25 分钟，每天 1 次。

（4）天灸：选用白芥子、延胡索、细辛、甘遂等中药粉末，用鲜榨姜汁按比例调配成膏状，表面撒上丁香、肉桂散适量，以天灸专用胶布固定在特定穴位（脾俞、胃俞、膻中、中脘、神阙、天枢、内关、足三里等穴）上，成人每次贴敷 2 ~ 4 小时，小儿一般每次贴敷 1 小时，每隔 10 天贴敷 1 次，于每年夏季伏前、初伏、中伏、末伏、加强各敷药 1 次，5 次为 1 个疗程。

（5）拔罐：取足太阳膀胱经第一、二侧线，重点在肝俞、胆俞、脾俞、胃俞、三焦俞、膈俞等穴，隔天 1 次，交替选穴。

（6）刮痧：取躯干部天枢、章门、中脘、血海、大椎、悬枢、脾俞、三焦俞，四肢四缝、手三里、合谷、梁丘、足三里、蠡沟、三阴交、太冲、行间、胃反射区、脾反射区，刮前先涂润滑剂，用刮痧板反复刮动，力量均匀、适中，可见痧点出现即可，每周 1 ~ 2 次。

（7）耳穴贴压：取肝、脾、胃、交感、神门、皮质下等耳穴，将王不留行籽贴在小方块胶布中央，然后贴敷于耳穴上，每天可自行按压数次，5 天贴敷 1 次。

（8）经络腧穴按摩：取穴同毫针法，点按上述穴位，每穴 2～3 分钟，每天 2 次。

5. 注意事项

（1）患者需养成良好的饮食习惯，三餐定时、定量，忌辛辣刺激以及高热量、高脂肪的饮食。

（2）戒烟，避免过度饮酒，减少咖啡和浓茶的摄入。

（3）生活规律，保证充足的睡眠，保持良好的心态，适当运动和参加力所能及的体力劳动。

三 胃痛

1. 胃痛的概念

胃痛是以上腹胃脘部发生疼痛为主症的病症，又称“胃脘痛”。由于疼痛部位近心窝部，古人又称“心痛”“心下痛”等。胃痛往往兼见胃脘部痞闷、胀满、嗳气、反酸、纳呆、胁痛、腹胀等症状，电子胃镜检查或上消化道钡餐造影多阳性，甚至可见吐血、黑便、呕吐、卒腹痛等症。现代医学中急慢性胃炎、消化性溃疡、胃癌和功能性消化不良等疾病均可见胃痛。

2. 胃痛的原因

胃痛早期多为外邪、饮食、情志所伤，以实证为主；后期常见脾虚等正气虚弱的症状，病变由实转虚，如寒邪日久损伤脾阳；或因虚致实，如脾胃虚弱，运化失司，水湿内停，湿郁化热，最终导致虚实错杂之症。病因为感受外邪，饮食不节，情志不畅，劳倦过度和素体虚弱。胃痛的病位在胃，与肝、脾密切相关。病机关键为胃气失和，气机不利，不通则痛；胃失濡养或胃失温养，不荣则痛。

3. 胃痛的表现

（1）胃脘部疼痛，常伴有纳呆食少、痞闷、胀满、恶心呕吐、嗳气、反酸、嘈杂等。

（2）电子胃镜检查或上消化道钡餐造影多阳性，甚至可见吐血、黑便、呕吐、卒腹痛等症。

（3）发病或急或缓，常有反复发作的病史。

4. 胃痛的针灸调理方法

胃痛的针灸调理以健脾养胃、化瘀止痛为基本原则，取穴以足阳明胃经、手厥阴心包经经穴及相应募穴为主。

（1）毫针：取足三里、梁丘、内关、中脘、脾俞、胃俞等穴，毫针刺，疼痛发作时，远端穴持续行针 1～3 分钟，直至痛止或缓解，每天 1 次。

（2）艾灸：取内关、中脘、足三里、胃俞等穴，采用艾条灸，每天1次，每次20～30分钟，以皮肤潮红为度，可与针刺配合使用。

（3）穴位敷贴：选用当归、乳香、没药、吴茱萸等药物研成粉末，用白酒或蜂蜜拌匀，制成1.5～2cm的圆形药丸，贴敷于胃俞、上脘、中脘、至阳、足三里等穴，每次贴敷1小时，每周1次。

（4）耳穴贴压：取胃、脾、肝、胆、交感、神门等耳穴。每次选用2～3穴，用王不留行籽贴压，嘱患者每天自行按压3～5次，每次2～3分钟，自觉耳穴处发热、胀痛，按压时力度要适中，不能使皮肤破损，两耳交替进行，3～5天贴压1次。

（5）刮痧：取膀胱经背部两循行线、督脉及华佗夹脊穴为主，配合双侧太冲和足三里穴，反复刮拭10～15分钟，以皮肤青紫、痧点出现即可，每周1次。

（6）经络腧穴按摩：取内关、中脘、足三里、肝俞、胃俞、脾俞等穴，点按5～10分钟，至胃痛缓解或痛止为度，每天1～2次。

5. 注意事项

（1）胃痛的临床表现有时可与肝胆疾患及胰腺炎相似，须注意鉴别。

（2）胃痛较重或持续时间较长，应及时就诊并采取其他内外科方法治疗。

（3）平时注意饮食规律，忌食刺激食物。

四 便秘

1. 便秘的概念

便秘是以大便秘结不通，便质干燥、坚硬，排便周期或时间延长，常常数日一行，或虽有便意但排出不畅为主症的病症，中医学上又称“大便难”“后不利”“脾约”等。

2. 便秘的原因

便秘多由饮食不节、情志失调、年老体虚、病后、产后、药物等因素所致。胃与肠相连，胃热炽盛，下传大肠，燔灼津液，大肠热盛，燥屎内结；恣食生冷，凝滞胃肠，或外感寒邪，积聚胃肠，则肠失传导，糟粕不行。脾主运化，若脾虚失运，糟粕内停，则大肠失传导之功；肺热肺燥，下移大肠，则肠燥津枯；肝主气机，若肝郁气滞，或气郁化火伤津，则腑气不通，气滞不行；肾司二便，若肾阴不足，则肠失濡养，便干不行，若肾阳不足，则大肠失于温煦，传运无力，大便不通。可见便秘虽属大肠传导失职，但以上诸因皆可影响大肠的传导，而发为本病症。便秘的基本病机属大肠传导失常，同时与肺、脾、胃、肝、肾等脏腑的功能失调有关。

3. 便秘的表现

（1）有慢性便秘史，有食欲减退、口苦、嗳气、气胀等症状，有时见左下腹胀、下腹痉挛性疼痛。

（2）直肠指诊：用手指探查直肠，倘发现干燥的粪块存在，可诊断直肠便秘。

（3）直肠乙状结肠镜检查：可直接窥视直肠与乙状结肠黏膜有无炎症、肿瘤梗阻或巨结肠。

（4）胃肠钡餐X线检查：了解其运动功能，对肠道器质性病变有重要的诊断价值。

4. 便秘的针灸调理方法

便秘的针灸调理以调肠通便为基本原则，取穴以大肠的背俞穴、募穴及下合穴为主。

（1）毫针：取天枢、大横、关元、大肠俞、足三里、上巨虚、支沟、照海等穴，毫针刺，虚补实泻，留针30分钟，每天1次。

（2）耳穴贴压：取胃、大肠、小肠、直肠、交感、皮质下、三焦等耳穴，贴压王不留行籽，每天按压2~3次，每穴按压15下，至耳廓有灼热感。夏天3~4天1次，冬天每周1次，两耳交替进行。

（3）艾灸：实性便秘取天枢、大肠俞、支沟穴；虚性便秘取天枢、大肠俞、气海、足三里等穴。手持艾条，点燃一端，放入艾条盒，对准施灸穴位固定，使患者感到温热而无灼痛，至局部皮肤红晕为度，一般每穴灸15~20分钟，每天1次。

（4）皮肤针：患者俯卧位，取骶尾部，皮肤消毒，手持七星针，运用腕部弹力，使针尖与皮肤垂直，中等刺激强度，从上向下快速叩刺消毒部位，以皮肤潮红为度，隔天1次。

（5）皮内针：患者仰卧位，穴取左侧腹结穴。穴位常规消毒，左手拇、食指按压穴位上下皮肤，稍用力将局部皮肤撑开固定，右手用小镊子夹住针柄，针尖对准腹正中线。先把针尖刺入少许，用手压迫针柄附近，则针尖翘起，继续刺入1/2，手压针柄以针尖不再翘起为宜，然后用小块胶布固定。冷天可持续留置3~7天，热天留置1~2天，留针期间经常按压埋针处，一般每天可按压3~4次，每次1~2分钟，以加强刺激。

（6）拔罐：取腹部神阙穴，腰骶部大肠俞、小肠俞、脾俞、胃俞、中髎穴，留罐8~10分钟，每天1次。

（7）穴位贴敷法：芫花、大戟、甘遂各等份，大枣适量，共研细末，密封于干燥处保存备用。用时取适量，再加入适量的热水或蜂蜜调成膏状，摊于医用胶布中，每块约4g，贴于天枢或大肠俞，贴敷2~3小时，每天1次，3次为1个疗程。或大黄粉3g，用白酒调成糊状，贴敷于神阙穴，每天1次，3次为1个疗程。

（8）经络腧穴按摩：取支沟、三阴交、天枢、气海、八髎穴，按摩时病人取卧位或坐位，用拇指按揉支沟、三阴交、天枢穴，每穴1分钟，以局部有酸胀感为度；然后将一手或两手重叠伸展放于右下腹，顺时针方向按摩中下腹5分钟；再用手掌横擦八髎穴，以透热为度。按摩时间安排在晨间起床后或根据排便习惯在排便前30分钟，每天1次。

5. 注意事项

（1）针灸调理对功能性便秘疗效较佳。如由其他疾病引起者，应积极治疗原发病。

（2）习惯性便秘患者除针灸调理外，还应注意生活调节，精神舒畅，运动健身，多吃蔬菜，定时排便。

第四节　骨伤病症的针灸调理

一　颈椎病

1. 颈椎病的概念

颈椎病又称“颈椎综合征”，是以头枕、颈项、肩背、上肢等部位疼痛以及进行性肢体感觉或运动功能障碍为主要临床表现的疾病。本病主要由于颈椎或椎间盘退变，髓核膨出、突出或脱出，骨刺形成，或韧带肥厚和继发的椎管狭窄等刺激或者压迫邻近的神经根、脊髓、椎动脉及颈部交感神经等组织。本病多发于40岁以上的中老年人，西医学将颈椎病分为6种类型，即颈型、神经根型、脊髓型、椎动脉型、交感型和混合型。颈椎病属中医学“眩晕”“痹证”等范畴。

2. 颈椎病的原因

颈椎病的发生常与年老体衰、肝肾不足、伏案久坐、感受外邪或跌仆损伤等因素有关，其中跌仆损伤、久坐劳损、风寒湿邪侵袭是致病的外因，年老筋骨衰退、肝肾不足是其内因。肾主骨生髓，肝藏血主筋，人到中年以后，肝肾由盛而衰，筋骨得不到精血的充分濡养，逐渐退化变性。在外伤、劳损、外邪侵袭等外因影响下，导致局部气血运行不畅，经络阻滞而发病。本病病位在颈部筋骨，与督脉、足太阳膀胱经、足少阳胆经密切相关。基本病机是筋骨受损、经络气血痹阻不通。

3. 颈椎病的表现

（1）颈椎病起病缓慢，以头枕、颈项、肩背、上肢等部位疼痛，进行性肢体感觉和运动功能障碍为主症。轻者头晕，头痛，恶心，颈肩部疼痛，上肢疼痛、麻木无力；重者可导致瘫痪，甚至危及生命。

（2）X线颈椎片可见颈椎体有唇状骨刺突出，小关节及椎间孔周围骨质密度增加，颈椎前突生理曲度消失等，必要时可行颈椎 CT、MRI 检查。

4. 颈椎病的针灸调理方法

颈椎病的针灸调理以舒筋骨、通经络为基本原则，取穴以颈项局部及足太阳膀胱经穴为主。

（1）毫针：取天柱、颈夹脊、颈百劳、阿是穴、大杼、后溪、申脉等穴，毫针刺，施泻法或平补平泻法，留针 30 分钟，每天 1 次。

（2）艾灸：取风府、风池、大椎、颈夹脊、阿是穴等，将点燃的艾条像鸟雀啄食一样对准所选穴位，活动施灸，每个穴位雀啄样施灸 10 下，每天 1 次。

（3）皮肤针：叩刺大椎、大杼、肩中俞、肩外俞，使皮肤发红并有少量出血，然后加拔火罐，每天 1 次或隔天 1 次。

（4）耳针：取颈椎、肩、颈、神门、交感、肾上腺、皮质下、肝、肾等耳穴。每次选 3～4 穴，毫针强刺激，留针 20～30 分钟；亦可用王不留行籽贴压。

（5）电针：取颈夹脊穴、阿是穴、大椎、风池、肩中俞、大杼、天宗等穴。每次选用 2～4穴，针刺得气后，接通电针治疗仪，选疏密波或密波，时间 20 分钟。

（6）穴位注射：取大杼、肩中俞、肩外俞、天宗、阿是穴、颈百劳等穴，每次选 4～6 穴，用当归注射液 2～4ml 或维生素 $B_1$100mg、维生素 B_{12}0. 5mg，每穴注射 0. 5ml，每周 1～2次。

（7）经络腧穴按摩：取风池、风府、肩井、天宗、曲池、手三里、小海、合谷、阿是穴等穴，每穴按揉 2 分钟，后拿捏颈项两旁的软组织，从上而下操作 5 分钟左右。

（8）刺络拔罐：取大椎、颈夹脊穴，选择口径合适的玻璃罐，在罐口及皮肤上涂抹凡士林后，皮肤针或三棱针刺络后拔罐，留罐 5～8 分钟，每周 1 次。

5. 注意事项

（1）针灸调理颈椎病有一定疗效，对于缓解颈项痛、肩背痛、上肢痛、头晕头痛等，效果尤为明显。可单用针灸，若配合按摩、外敷，疗效更佳。

（2）长期伏案或低头工作者，要注意颈部保健。工作 1～2 小时后要活动颈部，或自我按摩局部，放松颈部肌肉。

（3）落枕会加重颈椎病病情，故平时应注意正确睡眠姿势，枕头高低要适中，枕于颈项部，并注意颈部保暖，避免风寒之邪侵袭。

二 肩周炎

1. 肩周炎的概念

肩周炎是指肩部酸胀疼痛及肩关节活动受限的临床综合征。本病多发于中年人或老年人，多继发于肱二头肌腱鞘炎或上肢创伤等，主要病理改变为肩关节发生慢性退行性改变，周围组织广泛粘连，从而导致疼痛和功能受限。中医学称之为“漏肩风”“肩凝症”“五十肩”等，属于痹证的范畴。

2. 肩周炎的原因

肩周炎的发生多因年老体弱，肝肾功能下降，气血津液不足，造成经筋失濡养、关节失滑利，使机体抵抗力及修复功能下降，加之过度疲劳，夜卧漏肩或汗出当风，或久居寒湿之地，或外伤闪挫，风寒湿邪乘虚侵袭客居于肩部，经络受邪阻滞，运行气血受阻，经筋与关节进一步失于津液濡养，进而诱发本病。清代高秉均的《疡科心得集》曰：“《金匮》云：风寒湿三气杂至，合而为痹也……漏肩风，肩骱酸楚，或疼痛漫肿。”本病的病位在肩部筋脉，其主要病机为气血阻滞，筋脉失养。

3. 肩周炎的表现

（1）初期常感肩部疼痛，疼痛可急性发作，多数呈慢性，疼痛为阵发性，后期逐渐发展成持续性疼痛，并逐渐加重，昼轻夜重，夜不能寐。肩关节各方向活动功能明显受限，尤以外展、内旋及后伸功能受限为甚，特别是当肩关节外展时，出现典型的“抗肩”现象。严重时肘关节功能也受限，屈肘时手不能摸对侧肩部。日久，则可发生上臂肌群不同程度的废用性萎缩，使肩部一切活动均受限，此时，疼痛反而不明显。

（2）在肩关节周围可找到相应的压痛点。X线检查一般无异常改变，后期可出现骨质疏松、冈上肌腱钙化、大结节处有密度增高的阴影、关节间隙变窄或增宽等现象。

4. 肩周炎的针灸调理方法

肩周炎的针灸调理以通经活络、舒筋止痛为基本原则。取穴以局部穴位为主，配合远端取穴。

（1）毫针：取肩髎、肩髃、肩前、肩贞、阿是穴、阳陵泉、曲池、条口、曲垣、天宗等穴，毫针刺，先刺远端穴，行针后鼓励患者活动肩关节，肩部穴位要求有强烈的针感，留针30分钟，可适当延长，每天1次。

（2）电针：取穴同毫针法，每次选4～6穴，针刺得气后，接通电针治疗仪，早期用连续波、后期用断续波强刺激，每次10～15分钟，每天1次。

（3）艾灸：取肩前、肩髃、肩髎、肩贞、肩内陵、阿是穴等穴，每次选2～3穴，可用麦粒灸、隔姜灸、温和灸、雀啄灸以及温针灸等方法，每次15分钟，每天1次或隔天1次。

（4）刺络拔罐：对肩部肿胀疼痛明显而瘀阻浅表者可用皮肤针中强度叩刺患部，使局部皮肤微微渗血，再加拔火罐；如瘀阻较深者可用三棱针点刺2～3针致少量出血，再加拔火罐，使瘀血外出，邪去络通，每周2次。

（5）耳针：取肩、肩关节、锁骨、神门、对应点、肝、肾等耳穴，每次选3～4穴，毫针强刺激，留针30分钟；也可用王不留行籽贴压，每3～5天更换1次。

（6）穴位注射：在肩部穴位注射当归、川芎、元胡、红花等注射液或10%葡萄糖注射液、维生素 B_1 注射液，每穴0.5ml，如压痛点广泛，可选择2～3个压痛最明显处注射，2～3天1次。

（7）经络腧穴按摩：取肩井、肩髃、肩内陵、秉风、天宗、肩贞、曲池、手三里、合谷等穴，以及肩臂部，采用点按或弹拨手法，每次15～30分钟，每天1次。

5. 注意事项

（1）针灸调理肩周炎有较好的疗效。但必须明确诊断，排除肩关节结核、肿瘤、骨折、脱臼等其他疾病，并与颈椎病、内脏病等引起的牵涉痛相区别。

（2）把握针灸时机，病程越短效果越好。对组织产生粘连、肌肉萎缩者，应结合推拿治疗，以提高疗效。

（3）自主锻炼和被动锻炼是配合针灸调理、早日恢复肩关节功能不可缺少的环节。必须强调适当进行肩部功能练习，每天做2～3次“爬墙”活动。

（4）注意肩部保暖，避免风寒侵袭。

三 落枕

1. 落枕的概念

落枕是指患者颈项部强痛、活动受限的一种病症，又称“失枕”“失颈”，属中医学“痹证”的范畴。落枕是由项部肌肉感受寒邪或长时间过分牵拉而发生痉挛所致，一般多在早晨起床后，突感一侧颈项强痛，不能俯仰转侧。疼痛可向同侧肩背及上肢扩散。检查时，局部肌肉痉挛，压痛明显，但无红肿。多见于成年人，中老年患者落枕往往是颈椎病变的反映，且易反复发作。

2. 落枕的原因

中医学认为，落枕多由睡眠姿势不当，或枕头高低不适，引起颈部气血不和，筋脉拘急，加上风寒侵袭项背所致。本病的病位在颈部筋脉，与督脉、手足太阳经和足少阳经密切相关，其主要病机为经筋受损，筋络拘急，气血阻滞不通。

3. 落枕的表现

（1）发病前有外伤、躺卧姿势不良、长时间低头工作的历史，使头颈处于过伸过屈状态；或有受风寒侵袭的病史。晨起突感颈后部、上背部疼痛不适，以一侧为多，或有两侧俱痛者，或一侧重，一侧轻。颈部被迫处于强制体位，头向一侧歪斜，成为“斜颈”“歪脖子”。

（2）颈项活动不利，不能自由旋转，严重者俯仰也有困难。患侧常有颈肌痉挛，胸锁乳突肌、斜方肌、菱形肌及肩胛提肌等处压痛，在肌肉紧张处可触及肿块和条索状的改变。X线摄片颈椎无异常骨性改变。

4. 落枕的针灸调理方法

落枕的针灸调理以调和气血、舒筋通络为基本原则。取穴以局部穴位为主，配合远端取穴。

（1）毫针：取天柱、阿是穴、水沟、后溪、悬钟、外劳宫等穴，诸穴均常规毫针刺，先刺远端穴，持续捻转行针，同时嘱患者慢慢活动颈部，一般疼痛即可缓解，再针局部腧穴，留针15～30分钟，每5分钟行针1次。

（2）温针灸：取天柱、阿是穴、肩中俞、肩外俞等穴。患者取俯伏坐位或侧卧位，消毒后取1.5寸毫针于压痛点处及穴位处垂直刺入，行提插捻转，用泻法，得气后取约2cm艾条一段，套在针柄之上，距皮肤2～3cm，从其下端点燃施灸，留针30分钟，治疗中如患者觉烧灼感，可在该穴区置一硬纸片，以减热感，每天1次。

（3）经络腧穴按摩：取远端阿是穴、外劳宫、悬钟、天宗、承山等穴。医者以拇指重掐至局部酸胀，边指压边让患者活动颈部，每穴1～3分钟，每天2～3次。

（4）皮肤针：叩刺颈项强痛部位及肩背部压痛点，使局部皮肤潮红为度，每天1次。

（5）拔罐：疼痛轻者直接在患侧项背部行闪罐法，顺着肌肉走行进行拔罐；疼痛较重者可先在局部用皮肤针叩刺出血，然后再拔火罐，也可行走罐法，2～3天1次。

（6）耳针：取颈、颈椎、肩、枕、神门。每次选2～3穴，毫针刺，中等刺激，持续行针时嘱患者徐徐活动颈项部；或用王不留行籽贴压，2～3天更换1次。

（7）刮痧：患者取坐位，暴露患部，按顺序刮拭。首先沿督脉由风府刮至大椎，其次沿太阳经循行，从天柱穴经颈部刮向后肩部至天宗；然后沿手足少阳经分别从风池、翳风刮向肩井及肩前部；最后根据痛点所在的经络循行部位选穴刮治：督脉、太阳经选刮后溪穴，少阳经选刮悬钟。刮时用刮痧板蘸取正红花油按顺序由上而下、从内向外进行刮拭，刮至皮下出现紫红色痧点为止，隔日1次。

5. 注意事项

（1）针灸调理落枕疗效快而显著。关键在于局部取穴，强调“以痛为腧”，远端穴位要用强刺激，并令患者配合颈项部运动。

（2）注意保持正确的睡眠姿势；枕头高低适中，枕于颈项部；避免风寒等外邪的侵袭。

四 急性腰扭伤

1. 急性腰扭伤的概念

急性腰扭伤是指腰骶、骶髂及腰背两侧肌肉、筋膜、韧带及关节囊等软组织，突然遭受间接外力或直接外力所致的急性损伤，从而引起腰部疼痛及活动功能障碍的一种病症。急性腰扭伤又称“闪腰”“岔气”等，属于中医“瘀血腰痛”“跌打损伤”“伤筋”的范畴。

2. 急性腰扭伤的原因

中医学认为，急性腰扭伤的病因是外伤劳损与外感风寒湿热邪气，导致营卫失调、气血经络受损，或是由于肝肾不足，外邪乘虚而入，致使气血瘀阻而发病。急性腰扭伤多起病突然，发病急骤，实证较多，病程多短，多有腰部外伤史。本病病位在腰部经筋，与膀胱经、督脉等经脉关系密切。其基本病机是腰部经络气血壅滞，不通则痛。

3. 急性腰扭伤的表现

（1）腰部有刺痛、胀痛或牵扯样痛，疼痛一般较剧烈，部位较局限，且有局部肿胀，常牵掣臀部及下肢疼痛。同时，腰不能挺直，俯仰转侧均感困难，甚至不能翻身起床、站立或行走，咳嗽或深呼吸时疼痛加重。

（2）单侧或双侧腰部肌肉痉挛，多发生在骶棘肌、腰背筋膜等处，这是疼痛刺激引起的一种保护性反应，站立或弯腰时加重。多数患者均表现为不同程度的脊柱侧弯畸形，一般是脊柱向患侧侧弯。直腿抬高试验阳性、骨盆旋转试验阳性有助于确诊。

4. 急性腰扭伤的针灸调理方法

急性腰扭伤的针灸调理以行气止痛、舒筋活血为基本原则。取穴以局部穴及上肢穴为主。

（1）毫针：取腰痛点、阿是穴、委中、后溪、水沟、肾俞等，毫针刺，首先针刺远端穴位，行较强的捻转提插泻法 1～3 分钟，同时嘱患者慢慢活动腰部，当到活动受限的位置时，稍作停顿，再缓慢增加活动度；再让患者俯卧位，在腰骶部寻找压痛点，毫针刺，泻法，留针 15～30 分钟，每天 1 次。

（2）艾灸：取阿是穴、肾俞、次髎等穴，用艾条悬灸或隔姜灸，灸至皮肤潮红为度，每次 15～20 分钟，常在扭伤后 24 小时以后施灸，每天 1～2 次。

（3）腕踝针：按照疼痛部位选取不同分区，一侧疼痛选同侧下 6 区，正中或双侧疼痛选双侧下 6 区。操作方法：将针与皮肤呈 30°角，向近心端快速刺入皮下，针尖入皮肤后，放开持针手指，则针自然垂倒并贴近皮肤表面。然后轻捻针柄，使针体贴着皮肤浅层行进，以针下有松软感为宜，针刺完毕后，用医用胶布将针柄固定于皮肤，可留针 3～5 天。

（4）电针：取委中、腰阳关、大肠俞、腰痛点、后溪、阿是穴等，每次选穴 2 对，针刺得气后，接通电针治疗仪，疏密波或密波，强度以患者能耐受为度，刺激 15～30 分钟，每天 1 次。

（5）刺络拔罐：取阿是穴，皮肤针重叩至微出血，或三棱针点刺出血，加拔火罐，隔天 1 次。

（6）头皮针：取枕上正中线，针沿头皮向下刺入 25～30 mm，采用紧提慢按手法，每隔15分钟行针1次，令患者活动腰部，并轻轻叩击腰痛点，随着疼痛减轻，活动幅度逐渐增大，直至痛止，留针0.5～1小时，每天1次。

（7）耳穴贴压：取腰椎、腰痛敏感区、神门、交感、皮质下等，患者取坐位，耳廓皮肤用75%酒精消毒，待干，将王不留行籽贴压在所选穴位上，嘱患者用拇、食二指按压所贴耳穴，直到耳部感到发热、潮红、疼痛为止，嘱患者站起走动，活动腰部，幅度越大越好，并嘱患者回去后在埋籽处自行按压3次，每穴30下左右，隔天更换1次。

（8）经络腧穴按摩：取患侧痛点、环跳、委中、承山、腰痛点等，点按，具体操作方法是用拇指指腹紧贴在上述部位上，徐徐用力施压做环形的点揉，并持续半秒钟左右，一般每穴揉20次，点揉的手指不移开接触的皮肤，使治疗部位的皮下组织或肌肉随着施术者指腹揉动而滑动，每天2～3次。

5. 注意事项

（1）针灸调理急性腰扭伤有较好的疗效，一般治疗后可立即见效。但必须排除骨折、脱位、韧带撕裂、椎间盘突出、脊髓损伤或肿瘤等情况。

（2）可配合推拿、药物熏洗等疗法。如果急性腰扭伤未得到及时有效的治疗，未彻底治愈，可转变成慢性腰痛，因此，应积极治疗。

（3）加强腰部的养护和锻炼，搬运重物宜采取正确的姿势，不宜用力过猛。

五 急性踝扭伤

1. 急性踝扭伤的概念

急性踝扭伤是指踝关节部位韧带、肌腱、关节囊等软组织损伤引起的以踝关节肿胀、疼痛甚至活动受限为主要表现的一种疾病。临床根据损伤部位分为内翻型和外翻型两种；根据损伤程度分韧带捩伤、部分撕裂伤和完全断裂三型。若急性韧带损伤修复不佳，韧带松弛，易致复发性损伤。中医称本病为“踝缝伤筋”，属中医“痹证”范畴。

2. 急性踝扭伤的原因

急性踝扭伤多由突发踝关节的过度扭转引发局部筋脉损伤，脉络受损，血溢脉外，经脉气血受阻，流通不畅，“不通则痛”并发肿胀。本病病位在踝部筋络，基本病机是经气运行受阻、气血壅滞。

3. 急性踝扭伤的表现

（1）患者多有明显外伤史。损伤后局部疼痛，尤以内、外翻活动及行走时疼痛明显，轻者可见局部肿胀，重者则整个踝关节均肿胀。踝部的软组织较少，损伤后常可引起局部血管破裂，见皮下瘀血明显，尤其在伤后2～3天，皮下瘀血青紫更为明显。主要表现为跛行，走路时患足不敢用力着地，踝关节活动使损伤部位疼痛而致关节活动受限。

（2）踝关节被动内、外翻并跖屈时，局部疼痛剧烈。如足内翻跖屈时，外踝前下方发生疼痛，且有明显局部压痛。X 线可排除外踝部的撕脱骨折。被动强力使足内翻或外翻位，在此应力下拍摄 X 光片，可见踝关节间隙明显不等宽或距骨脱位的征象，则提示韧带完全断裂。

4. 急性踝扭伤的针灸调理方法

急性踝关节扭伤的针灸调理以疏调经筋、缓急止痛为基本原则。以局部取穴为主。

（1）毫针：取解溪、昆仑、丘墟、太溪、商丘、三阴交、阳陵泉、阿是穴等穴，毫针刺，施泻法或平补平泻法，留针 15 分钟，每天 1 次。

（2）腕踝针：根据患者扭伤部位，内踝部取下 2 区、下 3 区，外踝部取下 4 区、下 5 区，常规消毒后，用三指持针柄，针尖朝向患处，针体与皮肤呈 30°，用拇指轻捻针柄，使针尖快速通过皮肤。针尖通过皮肤后，即将针放平，将针体贴近皮肤表面，循纵的直线方向沿皮下进针，针刺进皮下的长度一般为 35mm，要求不出现酸、麻、胀、痛等感觉，把针体留在皮下组织的浅层，后用医用胶布固定，2～3 天更换 1 次。

（3）刺络拔罐：取阿是穴，局部常规消毒，根据患者扭伤程度，用梅花针在红肿疼痛最严重处取面积 3～5cm^2重叩刺出血，以出血面积大小选取 2 号或 3 号玻璃火罐拔罐，留罐 10～15 分钟，起罐后消毒包扎。

（4）电针：外踝扭伤取阳陵泉、悬钟、昆仑、丘墟、阿是穴，内踝扭伤取三阴交、太溪、照海、商丘，常规毫针刺法，得气后，施泻法或平补平泻法，后接通电针治疗仪，疏密波或疏波，留针 20 分钟，每天 1 次。

（5）耳针：取相应敏感点、踝、皮质下、神门、肾上腺等。中等强度刺激，留针10～30 分钟，每天或隔天 1 次，亦可用王不留行籽贴压。

5. 注意事项

（1）针刺调理急性踝关节扭伤主要针对韧带捩伤及不完全损伤，韧带撕裂伤及完全断裂、骨折等应及时行骨外科手术治疗。

（2）急性踝关节扭伤后应当限制扭伤局部的活动，避免加重损伤。

（3）急性踝关节扭伤早期应配合冷敷止血，48 小时后予以热敷，以助消散。

（4）病程长者要注意局部护理。运动宜适度，避免再度扭伤。局部要注意保暖，避免风寒湿邪的侵袭。

第五节　五官病症的针灸调理

一　过敏性鼻炎

1. 过敏性鼻炎的概念

过敏性鼻炎又称变态反应性鼻炎，是一种发生在鼻黏膜的变态反应性疾病。临床以突然和反复发作性鼻痒、喷嚏、流清涕、鼻塞为主要症状，属中医的“鼻鼽”范畴。

2. 过敏性鼻炎的原因

中医学认为过敏性鼻炎的发生，内因多为气机失调，以肺脾肾气虚为主，外因多为感受风邪包括粉尘等侵袭鼻窍而致，具有突发骤止的特点。肺气虚，则卫表不固，腠理不密，风寒之邪易乘虚而入，肺受寒邪，肺气不得通调，鼻为肺窍，肺气不足，鼻窍不利，正邪相争，欲祛邪外出，则鼻痒、喷嚏频作；又肺在液为涕，肺气虚，风寒外袭，肺失清肃，上犯鼻窍，津液外溢则清涕不断；或因脾气虚弱，肺气无以充养，鼻窍不荣，肺失宣降，津液停聚，致水湿浊邪上犯鼻窍而致病；或因肾气不足，阳气不能充实于肺卫，易为外邪所犯而发为鼽嚏；或因风寒之邪外袭，流连于肌表，阳气郁闭于内，久而化热。肺主宣发，主肃降，肺经郁热，宣降失职，火热炎于上，致鼻窍壅塞，欲散邪于外，则喷嚏频作不止；肺失肃降，则水湿不布，气不摄津，清涕连连，发为鼻鼽。本病的病位在鼻窍，与肺、脾、肾三脏密切相关。其主要病机为肺气虚弱、邪壅鼻窍。

3. 过敏性鼻炎的表现

（1）喷嚏、清水样涕、鼻塞、鼻痒等症状出现两项以上（含两项），每天症状持续或累计在 1 小时以上，可伴有眼痒、结膜充血等眼部症状。

（2）常见鼻黏膜苍白、水肿，鼻腔水样分泌物。酌情行鼻内镜和鼻窦 CT 等检查。

（3）皮肤点刺试验：使用标准化变应原试剂在前臂掌侧皮肤点刺，20 分钟后观察结果。每次试验均应进行阳性和阴性对照，阳性对照采用组胺，阴性对照采用变应原溶媒，按相应的标准化变应原试剂说明书判定结果。皮肤点刺试验应在停用抗组胺药物至少 7 天后进行。

（4）血清特异性 IgE 检测可作为过敏性鼻炎诊断的实验室指标之一。

确诊过敏性鼻炎需临床表现与皮肤点刺试验相结合。

4. 过敏性鼻炎的针灸调理方法

过敏性鼻炎的针灸调理以疏风解表、宣通鼻窍为基本原则，取穴以局部穴和手太阴肺经、手阳明大肠经、足太阳膀胱经经穴为主。

（1）毫针：取印堂、迎香、上迎香、合谷、列缺、神庭、通天、肺俞、风门、大椎、足三里等穴，每次取5～8穴，毫针刺，补法或平补平泻，留针30分钟，每天1次。

（2）温针灸：取肺俞、风门穴，选用1.5寸毫针斜刺入0.8～1.0寸，针刺得气后，取约2cm艾条一段，套在针柄之上，距皮肤2～3cm，从其下端点燃施灸，留针30分钟，治疗中如患者觉烧灼感，可在该穴区置一硬纸片，以减热感，隔天1次。

（3）经络腧穴按摩：取迎香、上迎香、印堂、合谷等穴，用食指或中指指腹揉按，每次10～15分钟，每天1～2次。

（4）天灸：取大椎、肺俞、膏肓、脾俞、肾俞、膻中、天突等穴，每次取4～6穴，用白芥子、延胡索、甘遂、细辛，研成粉末，用生姜水调糊（儿童用蜂蜜调糊），撒上适量丁香、肉桂粉，贴敷穴位之上，保留2～4小时（儿童每次贴敷1小时）。每年三伏天、三九天坚持贴敷，连续3年以上。

（5）耳针：取内鼻、外鼻、肾上腺、额、肺、大肠、脾、肾等耳穴，每次选3～5穴，毫针浅刺，留针20～30分钟；或埋针、王不留行籽贴压，3～5天1次。

（6）穴位注射：取合谷、迎香等穴。用复合维生素B注射液、丹参注射液、当归注射液，每穴注入0.2～0.5ml，隔天1次。

（7）拔罐：取大椎、肺俞、风门、脾俞、肾俞、足三里、三阴交等穴，每次2～4穴，选2号或3号玻璃火罐，以闪火法迅速扣在上述穴位上，留罐10分钟。

（8）自体血穴位注射：取双肺俞、双百劳，每次抽取患者肘静脉血2ml后注入该患者双侧肺俞穴（或百劳穴），每周2次（每3天1次，第2次后多休息1天），两组穴交替使用。

（9）热敏灸：在患者上印堂、肺俞、神阙穴等穴区查找热敏腧穴进行热敏灸治疗，灸至热敏灸感消失为1次治疗时间，每天1次，连续10次为1个疗程。

5. 注意事项

（1）针灸调理本病有较好的疗效，过敏性鼻炎急性发作一般针治1次后即可获得显著效果，尤其对改善鼻道的通气功能较为迅速，需坚持治疗，以巩固疗效。

（2）急性期应适当休息，食易消化且富有营养之品，多饮热开水，保持大便通畅。

（3）过敏性鼻炎应积极查找过敏源，避免接触。

（4）经常锻炼身体，适当户外运动，增强抵抗力。

（5）对有原发上呼吸道疾病者，需积极治疗原发疾病。

二 耳鸣、耳聋

1. 耳鸣、耳聋的概念

耳鸣、耳聋都是听觉异常、听力下降的病症。耳鸣是自觉耳内鸣响，妨碍听觉的症状；耳聋则是听力有不同程度的减退，甚至完全丧失，轻者称为“重听”，重者则称为“耳聋”。西医学的许多疾病包括耳科疾病、脑血管疾病、高血压病、动脉硬化、贫血、红细胞增多症、糖尿病、感染性疾病、药物中毒及外伤性疾病等均可出现耳鸣、耳聋。

2. 耳鸣、耳聋的原因

耳鸣、耳聋的病因多为肝胆火盛，痰火郁结或肾阴亏虚等，形体素胖，多食厚味，痰浊内盛，上阻清窍而致耳鸣、耳聋。或因素有湿热，蕴聚成痰，郁久化火，痰火上升，壅塞清窍；或经脉瘀阻，经气不通于耳，致使两耳失去经气之滋养；或血瘀阻于耳道致其闭塞，而致耳鸣、耳聋；或因素有脾胃虚弱，中气不足，气血生化之源亏损，经脉空虚，不能上奉于耳；或脾虚阳气不振，清气不升，从而导致耳鸣；或因肾精耗损，则髓海空虚，发为耳鸣，甚则耳聋。本病病位在耳窍，与肝、胆、脾、肾关系密切。基本病机为清窍受扰、经脉瘀阻、清窍失养。

3. 耳鸣、耳聋的表现

（1）耳鸣的表现及分级：依据患者主诉及病史，耳鸣的诊断比较容易，但在临床上要找到客观的检测依据和病因，仍十分困难。通过对耳鸣患者进行详细的调查评估与必要的辅助检查，排除体声和全身性疾病引起的耳鸣。根据耳鸣出现的环境、耳鸣持续的时间、是否影响睡眠和工作，以及患者自己对耳鸣的总体感受等方面进行评分，将耳鸣的严重程度由轻到重分为Ⅰ～Ⅴ级。

（2）耳聋的表现及分级：将平均语言频率纯音听阈分为5级。轻度耳聋：近距离听一般谈话无困难，听力计检查纯音和语言听阈在26～40dB；中度耳聋：近距离听话感到困难，听阈41～55dB；中、重度耳聋：近距离听大声语言困难，听阈56～70dB；重度耳聋：在耳边大声呼喊方能听到，听阈71～91dB；全聋：听不到耳边大声呼喊的声音，纯音测听听阈超过91dB。

（3）必要时进行内耳 MRI 及 PET/CT 等影像学检查。

4. 耳鸣、耳聋的针灸调理方法

耳鸣、耳聋的针灸调理以聪耳开窍为基本原则。取穴以局部穴位及手少阳三焦经、足少阳胆经及足少阴肾经经穴为主。

（1）毫针：取耳门、听宫、听会、翳风、完骨、中渚、外关、太溪、肾俞等穴，依据虚补实泻，选取适当腧穴，毫针刺，施虚补实泻或平补平泻法，耳周腧穴的针感要求向耳底或耳周传导，留针 30 分钟，每天 1 次。

（2）电针：取穴同毫针法，每次取 6～8 穴，均用 1.5 寸 30 号毫针直刺，平补平泻，使针感向耳道扩散，待得气后，连接电针治疗仪，采用连续疏波，强度以患者耐受为度，刺激15～30 分钟，每天 1 次。

（3）耳针：取肾、肝、胆、三焦、内耳、外耳、颞、皮质下等耳穴，每次选 3～5 穴，毫针浅刺，留针 30 分钟，每天 1 次；或用王不留行籽贴压，两耳交替，2～3 天更换 1 次。

（4）头针：取双侧颞后线，毫针快速刺入头皮至一定深度，快速捻转约 1 分钟，留针 30 分钟，隔天 1 次。

（5）穴位注射：取翳风、完骨、肾俞、阳陵泉等穴。用丹参注射液、维生素 B_{12} 注射液或神经生长因子，每穴 0.5～1ml，每周 2 次。

（6）经络腧穴按摩：取耳门、翳风、听宫、听会、中渚、天容、上关、肾俞、足三里、下关等穴，点、按、揉、摩交替使用 10～15 分钟。每天早、中、晚各 1 次，1 周为 1 个疗程。

5. 注意事项

（1）耳鸣、耳聋的发生原因很多，针灸对神经性耳鸣、耳聋的效果较好，应积极诊断原发疾病，并针对原发病进行相应的治疗。

（2）生活规律和精神调节对耳鸣、耳聋患者的健康具有重要意义。应避免劳倦，节制房事，调适情绪，保持耳道清洁。

三 慢性咽喉炎

1. 慢性咽喉炎的概念

慢性咽喉炎是指咽喉部黏膜、黏膜下及淋巴组织的慢性炎症，常出现咽部异物感、发痒、灼热、干燥、微痛、干咳、痰多难咳等一系列症状，常反复发作，迁延难愈。其主要病因包括继发上呼吸道其他部位的炎症、长期粉尘或有害气体的刺激、过敏体质或身体抵抗力减弱等。属中医学“喉痹”“梅核气”等范畴。

2. 慢性咽喉炎的原因

慢性咽喉炎的发生常与屡感外邪、情志不畅、饮食失调等因素有关。屡感外邪，伤及肺肾，肺肾阴虚，阴不制阳，虚火上熏；情志不畅，肝气郁结，气火上逆，结于咽喉；饮食失调，损伤脾胃，脾虚水停，聚湿成痰，痰阻咽喉，气、火、痰交阻，郁久及血，瘀滞咽喉而发病。本病的病位在咽喉部，与肺、肾、肝等脏腑密切相关，基本病机为阴虚火旺，痰瘀凝聚。

3. 慢性咽喉炎的表现

（1）全身症状一般不明显。局部症状主要表现为咽部疼痛、不适或灼热、干燥感、异物感、声音嘶哑、易疲劳、咽喉部有较黏稠分泌物，患者往往频繁干咳、清嗓，上述症状可在用嗓过度、受凉或疲劳时加重。

（2）检查时可见咽喉黏膜呈弥漫性充血，咽后壁常有少许黏稠分泌物附着，并有较多颗粒状淋巴滤泡。两侧咽侧索充血、肥厚，双侧声带充血、肿胀甚至肥厚，表面往往有分泌物附着，不易咳出。

4. 慢性咽喉炎的针灸调理方法

慢性咽喉炎的针灸调理以养阴清肺、利咽润喉为基本原则，取穴以局部穴及手太阴经、足少阴经穴为主。

（1）毫针：取鱼际、廉泉、金津、玉液、复溜、合谷、少商、太渊、列缺、照海等穴，先刺远端腧穴，行平补平泻，嘱病人在进针和运针时做吞咽、咳嗽、深呼吸动作，后刺局部腧穴，施泻法或平补平泻法，留针 15～30 分钟，每天 1 次。

（2）电针：取少商、扶突、风池、天窗、天容、天突、天牖、翳风穴。用 1.5 寸毫针，根据各穴刺法要求，除少商点刺出血外，其他穴位快速直刺或斜刺 1 寸左右，平补平泻，然后接通电针治疗仪，选疏波，以肌肉轻度收缩、患者感到电流大小适度为度，每天 1 次，每次 30 分钟。

（3）耳针：取咽喉、心、肾上腺、皮质下、肺、气管、肾等耳穴，每次取 3～4 穴，中等刺激，留针 20～30 分钟，每天或隔天 1 次，两耳交替针刺，可用王不留行籽贴压，3～5天更换 1 次。

（4）穴位注射：取扶突、人迎、缺盆、廉泉穴，注射维生素 B_{12}注射液或当归注射液，每穴 0.5ml，隔天 1 次。

（5）三棱针：在咽喉部两侧阿是穴、金津、玉液、大椎、天突、少商用三棱针点刺，每针使出血 2～3 滴，每周 2 次。

（6）刮痧：用刮痧板蘸少许润滑液，在颈前、颈两侧及后颈部从上往下刮拭 3 分钟，再在天突、膻中、内关、身柱、肺俞、肝俞等穴上刮拭 3 分钟，每周 1～2 次。

（7）经络腧穴按摩：取风池、天柱、风府、翳风、夹廉泉、人迎、扶突、天容、天牖穴，每穴点、按、揉 1～2 分钟，用揉法、弹拨法在合谷、曲池、足三里、鱼际每穴操作 1 分钟，每天 1 次。

5. 注意事项

（1）一旦罹患鼻炎、鼻窦炎、龋齿及其他上呼吸道炎症病变，以及反流性食管炎、胃炎，要及时治疗。

（2）避免接触过敏源，如有过敏性鼻炎、哮喘、皮炎病史，应注意寻找生活和工作环境中的致敏因素，避免接触过敏源和各种强理化刺激。

（3）增强体质，注意季节气候变化及时增减衣物，避免着凉感冒。

（4）注意营养，合理安排作息时间，保证充足睡眠。

（5）纠正不良生活习惯，注意避免刺激性气体和粉尘吸入，戒烟，少饮酒、浓茶和咖啡、可乐等刺激性饮料。

（6）注意用嗓卫生，避免过度用声，如长时间大声叫喊、哭泣、歌唱等。

四 牙痛

1. 牙痛的概念

牙痛是以牙齿疼痛为主要临床表现的常见口腔疾患，龋齿、牙髓炎、牙周炎、牙槽或牙周脓肿、冠周炎及牙本质过敏等疾病均可有牙痛症状。属中医学“牙宣”“牙槽风”范畴。

2. 牙痛的原因

牙痛的发生常与外感风火邪毒、过食膏粱厚味、体弱过劳等因素有关。感受风寒之邪，寒邪外侵凝滞牙体而致牙痛；或外受风热之邪，热邪壅滞牙体而致牙痛；或过食辛辣厚味，致阳明蕴热，邪热循经上灼牙体而致牙痛；或胃肠湿热，循经上行致牙体而导致牙痛；或肾阴亏虚，虚火循经上炎，客于牙体而致牙痛；或素有脾胃虚寒，又遇风寒之邪外侵诱发，寒邪凝滞牙体而致牙痛。本病的病位在齿，与肺、肾、胃关系密切，其基本病机是风火、胃火或虚火上炎。

3. 牙痛的表现

（1）起病较快，任何年龄均可发生。患者痛苦面容，口张不大，痛侧面肿，拒按，阵阵作痛，饮食咀嚼较为困难，漱口或遇冷、热等刺激，疼痛更甚。

（2）口腔检查可见患处牙龈肿胀，或见有龋齿、牙髓炎、冠周炎等疾病。

4. 牙痛的针灸调理方法

牙痛的针灸调理以祛风泻火、通络止痛为基本原则，取穴以手足阳明经穴为主。

（1）毫针：取合谷、下关、颊车、内庭、太冲穴，毫针刺，施泻法，合谷可左右交叉刺，持续行针 1～3 分钟，痛甚时可延长留针时间至 1 小时，每天 1 次。

（2）腕踝针：根据患者牙痛出现的牙齿，分别选取进针区，即中切牙及尖牙痛选取同侧上 1 区，磨牙痛取同侧上 2 区，双侧齿痛取双侧相应进针区，按要求针好后，用无菌胶布固定针柄，于 24 小时后起针，一般隔天 1 次。

（3）穴位注射：取下关穴，一侧牙痛取本侧穴，双侧牙痛取双侧穴，常规皮肤消毒，用5ml一次性注射器，抽取2%利多卡因1ml，地塞米松注射液1ml（5mg），此为一个穴位药量，垂直刺入患侧下关穴，缓慢注入药液，每天注射1次。

（4）穴位敷贴：取经渠穴，用去皮大蒜50g，轻粉3g捣成糊状，用青霉素瓶铝盖填满上述药物，敷在患侧经渠穴上，同时用胶布固定30分钟左右，每2~3天1次。

（5）耳针：选颌、牙、神门、屏间等耳穴，毫针中强度刺激，留针30分钟，或王不留行籽贴压，嘱患者牙痛时自行按压，每周更换2~3次。

（6）刺络拔罐：选颊车、内庭、大椎、胃俞穴，三棱针在颊车、内庭点刺出血，在大椎、胃俞散刺放血并拔罐，每周1次。

（7）电针：取患侧下关、颊车、合谷、内庭穴，毫针刺，得气后下关、颊车通以电针30分钟，选用疏密波，电流强度以患者耐受为宜，合谷、内庭得气后行平补平泻手法，留针30分钟，每隔10分钟行针1次，每日1次。

（8）经络腧穴按摩：前三齿，上牙痛取迎香、水沟，下牙痛取承浆；后五齿，上牙痛取下关、颧突凹下处，下牙痛取耳垂与下颌角连线中点、颊车、大迎。其方法是，以指甲切压，用力由轻渐次增重，施压15~30秒，每日1次。

5. 注意事项

（1）针刺对一般牙痛效果良好，但对龋齿只能暂时止痛。

（2）临床应与三叉神经痛相鉴别。

（3）平时应注意口腔卫生。

第六节 针灸美容

一 针灸美容概论

针灸美容是以中国传统医学理论为基础，从整体观念出发，通过各种针灸方法刺激经络穴位，调整人体的营卫气血和脏腑功能，从而恢复人体内阴阳相对的动态平衡，达到养护皮肤，美化容颜，延缓衰老，并治疗各种损容性疾病目的的一种美容方法。针灸美容具有简便易行、无毒无害、安全可靠、效果迅速、适应性广等特点。

1. 针灸美容的作用

（1）疏通经络。

经络是运行全身气血，联络脏腑肢节，沟通内外上下，调节体内各部分的通路。通过经络的沟通联络作用，将人体的各脏腑、组织器官联结成一个完整的有机整体，在生理上相互联系，病理上则相互影响。针灸美容就是根据经络与各脏腑组织器官在生理、病理上相互联系和影响的机理，选择一定的腧穴，进行针刺或施灸，激发经气以疏通经络，使气血运行于全身，濡养脏腑肢节，从而使各脏腑组织功能正常，以治疗疾病、美化容颜。

（2）调和气血。

气血津液是构成和维持人体生命活动的基本物质，是各脏腑、经络等组织器官生理功能的物质基础。而经络又是气血运行的通路。若经脉通畅，则气血调和，百病不生；反之，若经脉不畅，则气血失和，必将导致容颜不泽或相关美容疾病的产生。运用针灸不仅可以疏通经络，而且还能使气血和畅，从而达到美容的目的。

（3）调整阴阳。

疾病以及美容问题的发生，从根本上说是在致病因素的作用下，破坏了阴阳的相对平衡，出现阴阳偏盛偏衰的病理变化。《灵枢·根结》说："用针之要，在于知调阴与阳，调阴与阳，精气乃光，合形与气，使神内藏。"这说明调整阴阳是针灸治病、美容的主要原则，运用针灸方法，以调节阴阳的偏盛偏衰，使机体恢复"阴平阳秘"的状态，从而达到形神和谐俱美的美容目的。

（4）扶正祛邪。

疾病的发生、发展与转归均由正邪相搏中双方的盛衰消长所决定，损容损形性疾病亦不例外，正胜邪则病退，邪胜正则病进。针灸具有扶正祛邪的作用。扶正，即扶助正气，增强体质，提高机体的抵抗力，预防美容问题的发生，延年益寿；祛邪，即祛除邪气，消除病邪的侵袭和损害，促进损容损形疾病的康复。因此，在针灸美容上，选择适当腧穴及针灸方法，根据实际情况施以不同的补泻手法，可以起到扶正祛邪的作用，以达到美容和治疗相关美容疾病的目的。

2. 十四经脉的美容功能

（1）手太阴肺经。

具有调节肺与大肠机能、宣肺泄热、和血润肤的功能。可用于皮肤美容；可用于治疗头面部损美性病变，如黄褐斑、痤疮、酒糟鼻、皮肤过敏等，尤其适用于肺热者。

（2）手阳明大肠经。

具有调和肠胃及肺、促进新陈代谢、清理机体内环境、清热祛湿、通络泽色的功能。可用于治疗各种皮肤病、痤疮、皮疹、皱纹、黄褐斑、雀斑、扁平疣、口眼歪斜、面肌痉挛、便秘等；可用于增强体质、减肥或增肥等；可用于增进皮肤光滑润泽等。

（3）足阳明胃经。

具有健脾胃、促进新陈代谢、排泄糟粕的功能。可用于治疗脾胃虚弱所致的体质虚弱、形体消瘦无力、面色萎黄、皮肤干枯、口唇色淡、心悸失眠；可用于治疗胃肠积滞所致的形体肥胖或消瘦、皮肤粗糙或油腻不洁、痤疮、便秘、心烦失眠、口疮、口臭等；可用于皮肤保健、乳房保健等。

（4）足太阴脾经。

具有健脾和胃、补益气血、调经、益肾的功能。可用于治疗脾气虚弱所致的形神失养消瘦、失眠、神疲倦怠、肢节软弱、肌肉松弛、形体无力、皮肤干枯、面色不华、口唇色淡；可用于治疗痰湿内盛所致的肥胖臃肿、困倦、打鼾、痰多、白带多；可用于治疗冲任不调所致的月经不调、带下病、腹胀、便溏等。

（5）手少阴心经。

具有调节心与小肠的机能，有清降心火、宁神志的功能。可用于治疗心经实热或虚热引起的烦躁不安、失眠、痤疮、皮肤油腻或干燥、口干口苦、喑哑；可用于心血不足引起的心悸、失眠多梦、面色不华和憔悴的治疗等。

（6）手太阳小肠经。

具有调节心、小肠机能，清降心火的功能。可用于治疗头面皮肤、五官、神经的局部病变；可用于神经衰弱、烦躁、失眠、头痛的治疗等。

（7）足太阳膀胱经。

具有调理五脏六腑、调理面部及五官气血、安神定志的功能。可用于治疗因脏腑功能失调引起的失眠、便秘、郁证、月经不调、带下病等，可用于治疗脏腑气血、寒热虚实失调引起的肥胖、消瘦、面色不华、皮肤油腻或干燥、皮肤过敏、黄褐斑、痤疮、早衰等；可用于经脉所过部位如头、面、目等的保健美容；可用于脚部的保健按摩等。

（8）足少阴肾经。

具有滋补肾阴肾阳、抗衰老、调经的功能。可用于中老年人的养生保健，抗衰老，乳房的保健美容按摩；可用于治疗肾阴不足、肾阳不足或阴阳失调引起的形神美容问题；可用于心神、咽喉、头面疾病的治疗；可用于常见的妇科经带病的治疗等。

（9）手厥阴心包经。

具有宽胸理气、清心宁神、通调三焦的功能。可用于治疗热证，如热扰心包、烦热失眠、烦躁不安、情绪不稳定等；可用于治疗腹胀、便秘、消化不良等。

（10）手少阳三焦经。

具有促进代谢、畅通水液、排泄糟粕、清除内热的功能，可用于肥胖壅滞、便秘腹胀的治疗；可用于头面部的美容等。

（11）足少阳胆经。

具有疏理肝胆之气、促进脾胃运化、增进新陈代谢、利于血脉通畅、调畅七情的功能。可用于治疗情志抑郁压抑、皮肤干燥干枯或皮肤油腻粗糙、月经不调、偏头痛、带下病、烦躁易怒等；可用于头部、眼部、面部、足部的美容保健。

（12）足厥阴肝经。

具有疏肝理气、行气调经、活血化瘀、安神的功能。可用于治疗黄褐斑、痤疮、肥胖、月经不调、带下病、虚热失眠、多梦、心烦、情志抑郁、烦躁易怒等。

（13）督脉。

具有升补清阳之气、疏通头面血脉、强壮体质、调理相应脏腑的功能。可用于治疗头痛、脱发、皮屑瘙痒、脂溢性皮炎；可用于治疗头晕、失眠、健忘；可用于治疗面色皖白、精神萎靡不振、毛发不茂、肥胖或消瘦等。

（14）任脉。

具有调理下焦脏腑阴阳、改善体质、强壮补虚、调治妇女生殖内分泌、调理脾胃、促进消化的功能。可用于治疗妇科经带病、脾胃虚弱、脾胃积滞；可用于养生保健，改善体质；可用于头面美容；可用于治疗咽喉病。

3. 针灸美容的范围

（1）美容。

针灸可以改善皮肤粗糙、皮肤色泽灰暗、皮肤松弛、毛孔粗大、面部皱纹、眼袋下垂、鬓发早白、头发稀疏、发质不良等，可以达到直接美容的效果。

（2）美形。

针灸能够有效减肥、增胖、丰乳，改善肌肉松弛、腰粗、臀垂、驼背、斜肩等，因此有明显的美形效果。

（3）治疗损容性疾病。

针灸可以有效地治疗或改善痤疮、酒渣鼻、黄褐斑、雀斑、老年斑、扁平疣、血管瘤、色素痣、白癜风、颜面疔疮、眼睑下垂、斜视、睑腺炎、红眼病、化妆品过敏、斑秃、脂溢性脱发、面瘫、面肌痉挛等损容性疾病，因此有间接的美容效果。

（4）治疗损形性疾病。

针灸对中风偏瘫、肌性斜颈、小儿麻痹后遗症、鸡眼、脊柱侧弯、乳房下垂、乳房发育不良等有一定的疗效，最大限度地改善症状，不仅有益于美化形体，也有益于患者提高生活质量。

（5）治疗损容损形相关疾病。

针灸治疗三叉神经痛、过敏性鼻炎、口臭、颞下颌关节紊乱综合征、复发性口疮、神经衰弱、便秘、慢性胃肠炎、更年期综合征、月经不调、闭经、疲劳综合征等疾病。这些病虽然没有直接损美损容，但会从某些方面损坏患者的形象或容貌，所以治疗这些病可以取得间接美容的效果。

（6）其他。

针灸可以戒烟、戒酒、戒毒、缓解疲劳、稳定情绪、增强免疫力、延缓衰老、益智、明目、聪耳、保健，可以使人形神俱美，既健又美。

针灸美容是从整体出发，通过刺激人体表面的经络腧穴而调节脏腑、气血，充分调动人体自身的积极因素，强身健体以固本，延缓人体的衰老过程，使正气强盛，驱除邪气，从而达到美体美容的目的。

二 痤疮

1. 痤疮的概念

痤疮是毛囊及皮脂腺的一种慢性炎症性皮肤病，主要表现是在颜面部及胸背部出现白头与黑头粉刺、丘疹、脓疱、结节与囊肿，少数患者甚至形成萎缩性或增生性瘢痕，青春期多见，但也可见其他年龄发病，俗称“青春痘”。痤疮属中医学“肺风”“粉刺”范畴。

2. 痤疮的原因

痤疮的发生多与先天禀赋、过食辛辣厚味、冲任不调等因素有关。素体阳热偏盛，营血日渐偏热，血热外壅，血随热行，上壅于胸面，而发本病；或因肺经风热或外感风热，致使肺热熏蒸于面，颜面腠理开合失司而发；或因长期饮食辛辣刺激及膏粱厚味之品，酿生湿浊，或汗出见湿，湿郁化热而成；或由于素体胃肠有热，或暑热侵犯胃肠，导致胃肠积热或湿热内蕴，聚于毛孔而发；或因冲任失调，肝火夹血热上攻于胸背部与颜面，而发为痤疮。现代医学认为，痤疮是多种因素综合作用所致的毛囊皮脂腺疾病，其中包括雄激素分泌对皮脂腺调控异常、皮脂分泌过多、毛囊皮脂腺导管角化异常、微生物过度繁殖、细菌感染、细胞因子及免疫反应，还与遗传、心理、月经失调、缺锌等因素有关。本病病位在肌肤腠理，与肺、胃、肝关系密切，基本病机是热毒郁蒸肌肤。

3. 痤疮的表现

青春期开始发病，好发于面部、上胸及背部等皮脂腺发达部位，对称分布；皮损为毛囊性丘疹、黑头粉刺、脓疱、结节、囊肿和疤痕，伴有皮脂溢出，呈慢性过程。

4. 痤疮的针灸调理方法

痤疮的针灸调理以清泻肺胃、活血散结为基本原则。取穴以局部穴和手足阳明经穴为主。

（1）毫针：取阿是穴、四白、颧髎、肺俞、大椎、曲池、内庭、鱼际等穴，毫针刺，泻法，留针30分钟，每天1次。

（2）自体血穴位注射：取大椎、合谷、三阴交、迎香、颊车、地仓、曲池、肺俞、足三里等穴，在肘静脉处抽吸静脉血3～4ml，可深刺的穴位注射1.0ml，每次注射4个穴位；较表浅的穴位注射0.5ml，每次注射6个穴位，穴位交替进行注射，每周1～2次。

（3）三棱针：在大椎穴或肩胛间区肺俞、心俞、膈俞处寻找痤疮点1～2个，用三棱针挑刺出血，然后拔火罐，并于耳背静脉处用三棱针点刺出血，每周2次。

（4）火针：患者仰卧，先将需要针刺的痤疮部位进行常规消毒。医者左手持酒精灯尽量接近针刺部位，右手持细火针，将火针在酒精灯外焰烧至通红发白，迅速准确地刺入痤疮中心，再迅速将针拔出，然后用棉签轻轻挤出痤疮内粉质或脓血样物质。若为结节囊肿性痤疮，则不仅需要点刺痤疮中心，尚需在痤疮周围点刺，然后轻轻挤压其内容物。每周 1～2 次。

（5）刺络拔罐：患者俯卧，将背部大椎、双侧肺俞、膈俞、脾俞、肾俞进行局部常规消毒，然后用梅花针重叩至局部皮肤潮红、渗血，再加拔火罐 5～10 分钟，使出血 1～3ml，每周 1～2 次。

（6）皮肤针：取面颊、额等病变部位周围，合谷、足三里、血海、三阴交、大椎、肺俞、膈俞、脾俞、肾俞等穴，以梅花针均匀用力叩刺，强度可根据患者的体质、病情和部位而定，每次 10 分钟，每天或隔天 1 次。

（7）耳针：取肺、胃、皮质下、大肠、面颊、内分泌、神门等耳穴，每次取穴3～5个，每次贴压一侧耳廓，每隔 3 天一次，两耳交替。

5. 注意事项

（1）针灸对本病有一定的疗效，部分患者有自愈倾向，但易于复发。

（2）均衡饮食，忌食辛辣刺激、糖类及高脂食物；多吃蔬菜水果，保持大便通畅；保持良好的心理状态和有规律的生活。

（3）不可随意用手挤压，以免炎症扩散，遗留瘢痕。注意面部清洁，根据皮肤油性或干性情况选择碱性香皂或洗面乳，保持毛囊皮脂腺导管通畅；不宜选用油质化妆品，慎用防晒霜、遮盖霜及粉底等。

三 黄褐斑

1. 黄褐斑的概念

黄褐斑是一种获得性色素沉着皮肤病，表现为色素对称性沉着，呈蝶翅状，轻者为淡黄色或浅褐色，点片状散布于面颊两侧，以眼部下外侧多见；重者呈深褐色或浅黑色；主要分布于面部，本病多发于中青年女性，多数患者无任何自觉症状，少数略感不适。该病与机体的整个功能状态密切相关，大多数患者伴有不同程度的月经不调、失眠、心烦易怒等内分泌及植物神经系统功能紊乱症状。黄褐斑属中医学“面尘”“肝斑”“面黑奸”“黧黑斑”等范畴，俗称“蝴蝶斑”。

2. 黄褐斑的原因

黄褐斑的发生常与情志不遂、忧思恼怒等因素有关。情志不遂，精神紧张，肝气郁结，肝血亏虚，虚火上炎，灼伤肾阴，虚热内蕴，郁结不散，阻于皮肤所致；或因脾虚不能化生精微而清阳不升，浊阴不降，导致痰湿内停，影响气血的生成和运化，致使颜面肌肤失养；或因冲任失调，气血不和，导致气滞血瘀，脉络瘀阻，面部气血凝滞而生褐斑。现代医学认为，黄褐斑与女性内分泌失调、植物神经功能紊乱有关，并与日晒、化妆品或长期服用某些药物（如避孕药）以及某些慢性病如月经不调、盆腔炎症、肝病、甲状腺功能亢进症、慢性酒精中毒、结核等有关。本病的病位在面部肌肤，与手足阳明经及肝、脾、肾三脏关系密切。基本病机是气滞血瘀，面失所养。

3. 黄褐斑的表现

黄褐斑多数对称分布于面部，以颧部、颊部及鼻、前额、颏部为主。损害为淡褐到深褐色的色素斑片，大小不一，边缘清楚或呈弥漫性，有时呈蝶翼状，不对称的黄褐斑临床并不少见。分类可根据色素沉着的深浅分为表皮型、真皮型和混合型。自然光下检查，表皮型为淡褐色，真皮型呈蓝灰色，混合型为深褐色。其色素可随内分泌、日晒等因素稍有变化。

4. 黄褐斑的针灸调理方法

黄褐斑的针灸调理以调和气血、化瘀消斑为基本原则。取穴以局部穴和手足阳明经、足太阴脾经经穴为主。

（1）毫针：取印堂、颧髎、口禾髎、迎香、阿是穴、曲池、合谷、三阴交、太冲、肝俞、脾俞、肾俞等穴，毫针刺，皮损部位用细毫针围刺，施泻法或平补平泻法，留针 30 分钟，每天 1 次。

（2）耳针：取肺、面颊、内分泌、皮质下、肝、肾、脾等耳穴，毫针刺，泻法或平补平泻法，每天 1 次或隔天 1 次，亦可采用王不留行籽贴压，3 ~5 天 1 次，两耳交替。

（3）拔罐：在背腰部的督脉及足太阳膀胱经，采用重吸缓推走罐法，5 ~10 分钟，每 2 天 1 次。

（4）皮肤针：以大椎穴为顶点，两肺俞为三角形另外两点，将形成的等腰三角形作为刺络拔罐区，用皮肤针在三角区内叩刺，每次选用 2 ~3 个叩刺点，重刺激，叩刺完毕，在叩刺点拔罐，隔天 1 次。

（5）埋线：取大椎、神道、身柱、至阳、肝俞、膈俞、脾俞、肺俞等穴，每次选 4 穴，在穴位中埋入 2 ~3cm 的羊肠线，每周 1 次。

（6）火针：选取面部病变局部，用盘龙细火针在酒精灯烧红后，快速垂直点刺皮损中央部，病变部位小者点刺 1 次，大者可点刺 2 次，但每个部位不超过 3 次，点刺深度不超过 2mm，且不能点刺正常皮肤，术后用干棉球按压，每周 1 ~2 次。

（7）刮痧：轻沿面部肌肉纹理走向与骨骼形态由内向外，由上而下，按面部额头区、眼周区、面颊区、口唇区、鼻区、下颌区的刮痧顺序和手法要求缓慢刮拭。每个部位做3 ~5 遍。刮痧力度以患者面部能耐受为宜，刮痧后面部皮肤轻微发热或潮红为度，隔天 1 次。

5. 注意事项

（1）针灸调理治疗黄褐斑有一定疗效，但疗程较长。在治疗期间，应尽量避免日光照射。

（2）黄褐斑的发生可受多种因素影响，要积极治疗原发病。因服用某些药物或使用化妆品引起者，要停用药物或化妆品。

四 单纯性肥胖

1. 单纯性肥胖的概念

单纯性肥胖是指因机体内能量的摄入大于消耗，造成脂肪在体内堆积过多，导致体重超重，而不伴明显的神经、内分泌及代谢疾病的一种病症。患者常有畏热、多汗、呼吸短促、容易疲乏、不能耐受较重的体力劳动、头晕、头痛、心悸、腹胀、下肢轻度浮肿等症状。肥胖的人对感染的抵抗力较低，容易发生冠心病、高血压病、糖尿病、痛风、胆石症等，各关节还可有退化性病变，常有腰酸、关节疼痛等症状。妇女月经减少，常有闭经、不育等现象。极度肥胖可产生肺泡换气不足，出现缺氧及二氧化碳潴留，嗜睡。严重时会导致心肺功能衰竭。单纯性肥胖症属中医学“痰证”“水肿”“虚劳”等范畴。

2. 单纯性肥胖的原因

单纯性肥胖的发生常与暴饮暴食、过食肥甘、安逸少动、情志不舒、先天禀赋等因素有关。暴饮暴食，过食肥甘，伤及脾胃，脾失健运而生湿、痰、饮等病理产物蓄积体内；或久卧少动，气血运行不畅，脾胃呆滞，致肥甘厚味的转化逐渐减弱，膏脂痰浊内聚；或肝气郁结，疏泄不及，郁而化热，中犯脾胃，水湿运化失权，而导致聚湿生痰；或因先天禀赋不足，脾气虚弱，运化失司，水谷精微失于输布，四肢不举，且积聚而化为膏脂痰浊，聚于肌肤、脏腑、经络而致肥胖。本病与胃、肠、脾、肾关系密切，基本病机是脾虚不能运化痰浊，而致痰湿浊脂滞留。

3. 单纯性肥胖的表现

（1）病史、体检和实验室检查可排除继发性肥胖症。

（2）实测体重超过标准体重的20%以上，体质指数（BMI）超过26以上者。标准体重测量公式为：成人体重 =（身高 - 100）×0.9，身高单位为厘米。轻度肥胖：实际体重超过标准体重的20% ~30%；中度肥胖：实际体重超过标准体重的31% ~50%；重度肥胖：实际体重超过标准体重的50%以上。体质指数测量公式为：BMI = 体重（kg）/身高^2，体重单位为公斤，身高单位为米。BMI值24 ~28为超重，BMI值≥28属肥胖。

4. 单纯性肥胖的针灸调理方法

单纯性肥胖的针灸调理以健脾、祛湿、化痰为基本原则。取穴以手足阳明经、足太阴脾经及任脉经穴为主。

（1）毫针：取中脘、下脘、梁门、太乙、天枢、大横、气海、关元、中极、外陵、水道、曲池、合谷、阴陵泉、足三里、上巨虚、丰隆、三阴交等穴，毫针刺，平补平泻法，留针45分钟，每天1次。

（2）电针：取穴同毫针法，针刺得气后，接通电针治疗仪，疏波或疏密波，强度以患者能耐受为度，刺激30～45分钟，每天1次。

（3）耳针：取口、胃、脾、肺、三焦、内分泌、皮质下等耳穴，每次选用3～5穴，毫针刺，或用埋针法、压丸法。嘱患者餐前或有饥饿感时，自行按压2～3分钟，3～5天更换1次。

（4）皮肤针：取穴同毫针法，背部足太阳膀胱经第一、第二侧线，用皮肤针叩刺，以皮肤潮红或微微渗血为度，隔天1次。

（5）艾灸：取水分、神阙、天枢、阴交、关元、滑肉门、水道、足三里等穴，艾条温和灸或雀啄灸，或温灸器灸，时间30分钟，灸后以穴处潮红为宜，每天1次。

（6）拔罐：患者取俯卧位，在背部搽适量万花油，用闪火法将罐吸住，在背部正中督脉及两侧膀胱经上来回推拉罐数次，至皮肤潮红即可起罐，一般约5分钟，每天1次。

（7）温针灸：取脐周八穴［水分、阴交、天枢（双）、水道（双）、大横（双）］，医者手持毫针直刺入0.8～1寸，针刺得气后，取约2cm长的艾条一段，套在针柄之上，艾条的尾端距皮肤2～3cm，留针30分钟后起针，每日1次。

（8）刮痧：取腹部天枢、大横、梁丘、足三里、丰隆等穴，患者站立，医生手持刮痧板按照从上到下、从内到外的顺序，力度以患者能耐受为度，每个部位刮拭30～40下，每次总的操作时间为30分钟，每周2次。

（9）穴位埋线：取穴同毫针法，每次选取6～8穴，应用一次性8号注射针，将2～3cm左右3－0号羊肠线从针尖放入注射针芯，用一次性针灸针在注射针柄插入针孔，常规消毒后，将注射针插入穴位，用针灸针将羊肠线推入穴位内，拔出注射针，压迫针孔止血，每周1次。

5. 注意事项

针灸对于单纯性肥胖的疗效较佳。应嘱患者，在针灸减肥的同时加强锻炼，注意合理饮食，适当控制饮食。

第七节 其他

一 亚健康状态

1. 亚健康状态的概念

亚健康的概念适应于世界卫生组织（WHO）对健康及疾病概念的界定，对此概念的提出源于高节奏生活带来的机体与心理的反应及人们对生活质量的重视。世界卫生组织提出的有关健康的概念为：“健康不仅仅是没有疾病和不虚弱，而且是身体上、心理上和社会适应能力上三方面的完美状态。”

临床上存在以疲乏无力、精力不够、肌肉关节酸痛、心悸胸闷、头晕头痛、记忆力下降、学习困难、睡眠异常、情绪低落、烦躁不安、人际关系紧张、社会交往困难等种种躯体或心理不适为主诉来就诊的人群，通过运用现代仪器或方法检测却未发现阳性指标，或者虽有部分指标的改变，但尚未达到西医学疾病的诊断标准。这种处于健康和疾病之间的状态，自20世纪80年代被苏联学者称为“第三状态”以来，得到国内越来越多学者的认同与重视，并将其称为“亚健康状态”。

2. 亚健康状态的原因

中医认为亚健康状态的发生与五志过极、饮食不节、起居无常、劳逸无度有关。情志不畅，肝郁气滞，致气滞血瘀；饮食不节，损伤脾胃，脾失健运，痰湿内生；劳逸无度，暗耗心血，阴液亏耗，阴虚火旺；思虑过多，劳伤心脾，气血化源不足；阴损及阳，脾肾阳虚，下焦虚寒等均可导致亚健康状态的产生。本病病位在肝、脾、肾三脏，基本病机为肝、脾、肾功能失调，阴阳、气血不和。

3. 亚健康状态的表现

亚健康状态的表现是多种多样的，躯体方面可表现为疲乏无力、肌肉及关节酸痛、头昏头痛、心悸胸闷、睡眠紊乱、食欲不振、脘腹不适、便溏便秘、性功能减退、怕冷怕热、易于感冒、眼部干涩等；心理方面可表现为情绪低落、心烦意乱、焦躁不安、急躁易怒、恐惧胆怯、记忆力下降、注意力不能集中、精力不足、反应迟钝等；社会交往方面可表现为不能较好地承担相应的社会角色，工作、学习困难，不能正常地处理好人际关系、家庭关系，难以进行正常的社会交往等。

4. 亚健康状态的针灸调理方法

亚健康状态的针灸调理以调和气血、平衡阴阳为基本原则。取穴以督脉、任脉、足太阴脾经、足太阳膀胱经经穴为主。

（1）毫针：取百会、四神聪、风池、关元、气海、足三里、三阴交、太冲、内关、神门、心俞、肝俞、脾俞、肾俞、阿是穴等，毫针刺，施补法或平补平泻法，留针 15 ~ 30 分钟，每天 1 次。

（2）皮肤针：取华佗夹脊穴为主穴，相关症状选取相应背俞穴。用梅花针或七星针，沿夹脊穴从上至下、从内向外叩刺，再对背俞穴进行叩刺，叩刺频率 > 100 次/分。以皮肤表面红晕不出血为度，每次操作约 20 分钟，隔天 1 次。

（3）三棱针：在患者背部阳性反应点及肺俞、心俞、膈俞、脾俞、肾俞等穴，用三棱针点刺后可拔罐，留罐 10 分钟，以拔出的血液凝成块为准，隔天 1 次。

（4）拔罐：在背部督脉、膀胱经第一、第二侧线走罐，以皮肤潮红或皮下瘀血为度，隔天 1 次。

（5）刮痧：刮拭头部百会（梳刮法）、印堂（按揉法）、双侧太阳（按揉法）、双侧风池（点按法）；刮拭躯干大椎至命门（摩擦法）、肺俞至肾俞（摩擦法）、鸠尾至中脘（摩擦法）；刮拭四肢双侧内关（按揉法）、承山至昆仑（双刮法）、双侧足三里（按揉法）、血海至三阴交（双刮法），每次 15 ~ 30 分钟，每天 1 次。

（6）经络腧穴按摩：由背部沿膀胱经由上至下直推，按揉数遍以放松全身紧张的肌肉，使血液循环通畅，点按胃脘下俞、肝俞、肾俞、命门及夹脊和压痛点，叠掌按督脉，以疏通表里、调节气机；仰卧，从头部开始拇指点揉百会、四神聪、头维、双侧太阳、印堂，最后快速在头部行扫散法，以醒脑明目、开窍安神；四肢以点按、揉推为主，点按曲池、手三里、合谷、足三里、三阴交、太溪、太冲、丰隆，以酸胀为度，以疏经活络、滑利关节、消除疲劳、增强体力，每次 30 分钟，每天 1 次。

（7）天灸：取肺俞、心俞、膏肓、脾俞、肾俞等穴，在三伏天和三九天进行，以白芥子、延胡索、细辛、甘遂等药物研为细末，生姜汁调糊，用胶布固定敷贴，一般贴 3 ~ 4 小时。贴药后不宜剧烈活动，三伏灸 10 天 1 次，三九灸 9 天 1 次。如能连续数年坚持天灸则效果更好。

（8）耳穴贴压：取神门、交感、皮质下、内分泌、肝、脾、胃、心、肾等耳穴，用王不留行籽敷贴，即刻按压 1 ~ 2 分钟，使耳廓潮红发热，1 周贴 2 次，两耳交替，并嘱其每天自行按压 4 ~ 5 次。

5. 注意事项

（1）针灸调理亚健康状态有良好的疗效，但仍需养成良好的生活方式，努力做到合理膳食、适量运动、心理平衡、充足睡眠和戒烟限酒。

（2）积极开展健康教育，提高全民健康意识。

（3）对于有精神心理不适或社会交往困难的亚健康者，可根据具体情况给予心理疏导，或认知行为方面的指导，适时缓解紧张压力，有效消除心身疲劳。

二 慢性疲劳综合征

1. 慢性疲劳综合征的概念

慢性疲劳综合征是一组病因不明，用各项现代检查手段无发现身体任何器质性病变，以持续半年以上的，慢性、反复发作、极度疲劳为主要特征的综合征。本病属中医学“虚劳”“虚损”“郁证”“不寐”“失眠”“百合病”“惊悸”“懈怠”“懈惰”“四肢劳倦”“四肢倦怠”“四肢不举”等范畴。

2. 慢性疲劳综合征的原因

慢性疲劳综合征的发病主要在于劳逸失常、饮食不调、七情内伤及复感外邪，导致肝、脾、肾功能失调。肝主疏泄，肝气调达与否影响情志与心理活动；肝主筋而藏血，人之运动皆由乎筋力，故肝又与运动、疲劳有关；肝气不疏，失于调达，肝不藏血，筋无所主，则会出现涉及神经、心血管、运动系统的各种症状；脾为后天之本，主运化，主四肢肌肉，若脾气虚弱，失于健运，精微不布，则肌肉疲惫、四肢倦怠无力；肾为先天之本，主藏精、主骨生髓，肾精不足则骨软无力，精神萎靡。本病与肝、脾、肾等关系密切，各种因素导致五脏气血阴阳失调是本病发生的基本病机。

3. 慢性疲劳综合征的表现

（1）主要诊断标准：①持久或反复发作的疲劳，持续在 6 个月以上；②根据病史、体征或实验室检查结果，可以排除引起慢性疲劳的各种器质性疾病。

（2）症状标准：①体力或心理负担过重引起不易解除的疲劳；②没有明确原因的肌肉无力；③失眠症状普遍存在，或有多梦、早醒；④头涨、头昏或头痛；⑤注意力不易集中，记忆力减退；⑥食欲不振；⑦肩背部不适，胸部有紧缩感，或有腰背痛、不定位的肌痛和关节痛，无明确的风湿或外伤史；⑧心情抑郁、焦虑或紧张、恐惧；⑨兴趣减退或丧失；⑩性功能减退；⑪低热；⑫咽干、咽痛或喉部有紧缩感。

具有 2 项主要标准或累计 8 项以上单纯症状标准，即可确诊为慢性疲劳综合征。

4. 慢性疲劳综合征的针灸调理方法

慢性疲劳综合征的针灸调理以疏肝理脾、补益心肾、健脑养神、消除疲劳为基本原则，取穴以足太阳膀胱经、任脉、督脉经穴为主。

（1）毫针：取足三里、三阴交、肾俞、百会、心俞、肝俞、脾俞、关元、气海、太冲等穴，毫针刺，多采用平补平泻法或补法，留针 30 分钟，每天 1 次。

（2）电针：取穴同毫针法，每次选6～8穴，进针得气后，接通电针治疗仪，选用疏波，强度以患者能耐受为度，刺激15～30分钟，每天1次。

（3）艾灸：取关元、足三里、三阴交、肝俞、脾俞、肾俞等穴，每次选用3穴，用艾条温和灸，每穴10分钟，每天1次。

（4）拔罐：取大椎、至阳、灵台、脾俞、肾俞、肝俞、心俞、肺俞等穴，火罐法，留罐5～8分钟；亦可取背部足太阳膀胱经第一、第二侧线和督脉，走罐法，以皮肤出现瘀紫为度，2～3天1次。

（5）皮肤针：选肺俞、心俞、肝俞、脾俞、肾俞等背俞穴，将针具及皮肤常规消毒后，针头对准穴位从肺俞到膀胱俞逐穴叩刺，使局部皮肤潮红，或微微渗血为宜，每次20分钟左右，隔天1次。

（6）耳穴贴压：取神门、交感、肝、脾、肾、内分泌、肾上腺、皮质下、枕等耳穴，用王不留行籽或磁珠贴压，两耳交替，嘱患者每天按压3～5次，按压力度以患者能耐受为度，至耳部微微发热发红止，每周2次。

（7）穴位埋线：取足三里、三阴交、关元、气海、血海、膈俞、脾俞、肝俞、肾俞、中脘等穴，用8号注射器针头将2～3cm的羊肠线埋入穴位内，每周1次。

（8）经络腧穴按摩：督脉、膀胱经及其经络上脏腑背俞穴、夹脊穴，俯卧位，自上而下循经按揉膀胱经、督脉3～5分钟，点按督脉上大椎至命门穴、夹脊穴、五脏六腑背俞穴，由轻稍重，按至背部皮肤发红、发热即可结束治疗，每天1次。

5. 注意事项

（1）针灸调理本病可以较好地缓解躯体疲劳的自觉症状，能调节病人的情绪和睡眠，并在一定程度上改善病人体质虚弱的状况。

（2）除针灸调理以外，还应配合饮食疗法，补充维生素和矿物质；服用中药及西药抗抑郁药、免疫增强剂等。

（3）保持情绪乐观，避免精神刺激；日常生活要有规律，勿过于劳累；参加适当的体育锻炼和各种娱乐活动，有助于本病的康复。

三 针灸戒烟

1. 戒烟综合征的概念

戒烟综合征，又称尼古丁戒断综合征，是指长期吸烟之人在长期吸入含尼古丁的烟叶制品后，产生成瘾依赖后，突然中断而出现的烦躁不安、呵欠连作、流泪流涎、全身疲乏、昏昏欲眠、感觉迟钝等一系列戒断症状。这些症状的发生是因为戒断后摄入尼古丁突然减少，脑内的尼古丁水平下降而致。

2. 戒烟综合征的原因

中医认为“烟为辛热之魁”，长期吸烟，烟气经气道入肺，烟邪壅肺，肺失肃降，灼伤肺阴，炼液成痰，痰阻中州，脾失健运，气血不足，脏腑失养，痰湿不运，湿热内生，痰瘀阻络，日久致各脏腑功能失调。戒烟综合征主要与肺、心、脾关系密切，其基本病机是毒邪久滞，内扰心神。

3. 戒烟综合征的表现

戒烟综合征的表现为精神萎靡、疲倦乏力、焦虑不安、呵欠连作、流泪流涎、口淡无味、咽喉不适、胸闷、恶心呕吐，甚至出现肌肉抖动、感觉迟钝等症状，并且由于上述症状产生了明显的痛苦烦恼，或致社交、职业和其他重要方面的功能缺损。

4. 戒烟综合征的针灸调理方法

针灸戒烟以宣肺化痰、宁心安神为基本原则。

（1）毫针：取百会、神门、尺泽、丰隆、合谷、足三里、戒烟穴（列缺与阳溪连线的中点）等，毫针刺，施泻法或平补平泻法，留针 30 分钟，每天 1 次。

（2）耳针：取神门、口、鼻、气管、肺、脾、肾、皮质下、交感、心等耳穴。毫针强刺激，留针 15 分钟，每天 1 次，两耳交替应用；也可埋针或者用王不留行籽贴压，每天按压 3～5 次，特别是有吸烟要求时应及时按压，能抑制吸烟的欲望。

（3）电针：取穴同毫针法，得气后通电针治疗仪，选用密波，刺激 20 分钟，每天 1 次，10 天为 1 个疗程。

（4）穴位贴敷：以丁香、肉桂、干姜等份研末制膏，膏面 3cm×3cm 贴于戒烟穴或足三里穴，每天 1 帖，连续 5 天为 1 个疗程。

（5）艾灸：取艾条一根将其点燃，对双侧戒烟穴、足三里进行温和灸，每穴灸 15 分钟，每天 1 次。

5. 注意事项

（1）针灸（尤其是耳针）戒烟效果较好，对自愿接受戒烟治疗者，大多可以达到预期的效果。对于烟龄较长、每日吸烟量较大的或因职业及环境造成吸烟习惯者，效果较差。戒烟的远期疗效较近期疗效差。

（2）运用耳压或耳穴埋针戒烟时，要求戒烟者在饭后或用脑工作中抽烟欲望最强烈时，自己按压已贴好的耳穴以加强刺激，使烟瘾消失，并根据患者戒断后产生的各种不适症状，分别选穴处理。只有这些症状消失，戒烟的效果才能巩固。

四 针灸抗衰老

1. 衰老的概念

衰老通常是指人体在生长发育达到成熟期以后，随着年龄的增长，在形态、结构和生理功能方面必然出现的一系列全身性、多方面的退行性变化，如皮肤萎缩、骨质丢失、动脉粥样硬化、老年性痴呆等。

2. 衰老的原因

衰老的发生常与先天禀赋不足、劳逸过度、房事不节、饮食所伤、七情太过等因素有关。在生理状态下，肾中之精气具有化生脑髓的生理功能，肾精足则髓化有源，脑髓足则神旺；在病理状态下，肾精虚则髓不足，不能上充于脑，则表现为健忘、神衰等，肾精不足可引起机体气血不足，经络之气运行不畅，脏腑功能减退，阴阳平衡失调等，以上变化均会导致和加快衰老。肾为先天之本，脾为后天之本，脾主运化受纳，为气血生化之源，肾精依赖脾胃化生的后天水谷精微充养，若脾胃虚弱，气血不足，五脏失养，则会加速衰老。只有人体的阴阳在矛盾运动中处于平衡状态，生命才充满活力，若阳气虚弱可累及阴精不足，或阴精耗损也可累及阳气化生无源，均导致阴阳失调，则衰老早至。

衰老的发生主要与肾、脾、肝、心、肺、胃等脏腑密切相关。基本病机是肾精不足，脾胃虚弱，五脏失养，阴阳失调。本病以虚证为主。

3. 衰老的表现

衰老主要可见思维活动减慢、表情淡漠、反应迟钝、记忆力下降、肌肉活动的控制与协调困难、动作缓慢、神疲乏力、畏寒肢冷、腰膝酸软、眩晕耳鸣、失眠健忘、发脱齿摇等老化症状，因机体抵抗力下降，易患多种老年性疾病。

4. 衰老的针灸调理方法

针灸抗衰老以补肾填精、调养气血、益养脏腑、抗老防衰为基本原则，取穴以强壮保健穴为主。

（1）毫针：取百会、关元、气海、足三里、三阴交、肾俞、脾俞、肝俞等穴，毫针刺，补法，留针 45 ~60 分钟，每天 1 次。

（2）艾灸：取百会、关元、气海、命门、中脘、神阙、肾俞、足三里、三阴交等穴，采用温和灸或隔附子饼灸，每天 1 次。

（3）皮肤针：在头部及督脉、膀胱经处轻叩，重点在肺俞、心俞、肝俞、脾俞、肾俞等部位，以局部出现潮红为度，2 天 1 次。

（4）耳穴贴压：取皮质下、内分泌、肾、神门、心、脾、肝、肾上腺、脑等耳穴，每次选3 ~5穴，用王不留行籽贴压，嘱患者每天按压 3 ~5 次，5 天更换一次，两耳交替。

（5）穴位注射：取关元、气海、足三里、三阴交、脾俞、肾俞等穴，选用人胎盘组织液、鹿茸精注射液、黄芪注射液、当归注射液，每穴注入 1 ~2ml，每周 2 次。

（6）经络腧穴按摩：在头部及督脉、背部膀胱经，循经按摩，取百会、关元、气海、足三里、三阴交、肾俞、脾俞、肝俞、命门穴，每穴点按 1 分钟，每天 1 次。

5. 注意事项

针灸对于防止衰老有较好的疗效，临床以艾灸应用较多。应鼓励患者持之以恒，并注意饮食起居有节。在治疗的同时，结合按摩、气功、运动、娱乐、饮食等多种养生保健方法，可取得较好的效果。

第八节　急症的针灸处理

一　头痛

1. 头痛的概念

头痛是以患者自觉头部疼痛为主要临床表现的病症，可见于临床中多种疾病。西医学将头痛分为原发性头痛和继发性头痛两大类，原发性头痛包括偏头痛、紧张性头痛和丛集性头痛等，又称为功能性头痛；继发性头痛是由其他疾病所引起，如感染、高血压病、脑血管病或颅内肿瘤等导致的颅内压升高，头部外伤等所致的头痛，又称为症状性头痛。头痛在中医学中又称为“头风”“首风”“头项痛”“大头风”“真头痛”等。

2. 头痛的原因

头痛的发生常与外感六淫（尤为风邪）、情志失调、饮食不节、久病体虚等因素有关。六淫邪气上扰清空，气血壅滞，经络不通，不通则痛，风为百病之长，风邪外袭为外感头痛的主要病因；长期精神过度紧张，忧思抑郁，平素性情急躁易怒，肝气郁结，气郁化火，上扰清窍；嗜食肥甘厚味，或暴饮暴食，损伤脾胃，脾胃运化失常，气血亏虚，清阳不能上荣头窍；先天不足，或后天损耗，脏腑衰弱，气血亏虚，肝肾亏虚，清窍失养；脾失健运，痰浊内生，阻遏清阳，上蒙清窍。“不通则痛”“不荣则痛”均可发为头痛。本病的病位在头，与手足三阳经、督脉、足厥阴肝经相关。基本病机是气血失和、经络不通或脑窍失养。

3. 头痛的表现

头痛的部位多在前额、巅顶、一侧颞额，或左或右或呈全头痛而辗转发作。疼痛的性质有昏痛、隐痛、胀痛、跳痛、刺痛等。

十二经脉中，六阳经及足厥阴肝经循行于头的不同部位，故针灸临床上可将头痛辨位归经为阳明头痛、少阳头痛、太阳头痛和厥阴头痛等。

（1）阳明头痛：疼痛部位以前额、眉棱、鼻根部为主。

（2）少阳头痛：疼痛部位在侧头部，多见于单侧。

（3）太阳头痛：疼痛部位在后枕部，或下连于项部。

（4）厥阴头痛：疼痛部位在巅顶部，或连于目系。

（5）偏正头痛：疼痛部位在前额或两侧头部。

（6）全头痛：即整个头部的疼痛，难以分辨出具体的疼痛部位。

4. 头痛的针灸处理方法

头痛的针灸处理以疏经活络、通行气血为基本原则。取穴以局部取穴为主，配合循经远端取穴。

（1）毫针法：①阳明头痛取穴印堂、上星、阳白、攒竹、鱼腰、丝竹空、合谷、内庭；②少阳头痛取穴太阳、丝竹空、角孙、率谷、风池、外关、足临泣；③太阳头痛取穴天柱、风池、后溪、申脉、昆仑；④厥阴头痛取穴百会、通天、太冲、行间、太溪、涌泉；⑤偏正头痛取穴印堂、太阳、头维、阳白、合谷、内庭、外关、足临泣；⑥全头痛取穴百会、印堂、太阳、头维、阳白、合谷、风池、外关。头部腧穴大多应平刺，少数腧穴如太阳、天柱、风池可直刺，但风池穴应严格注意针刺的方向和深浅，防止伤及延髓，急性头痛每天 1 ~2 次，每次留针 30 分钟至 1 小时；慢性头痛每天或隔天 1 次。

（2）皮肤针：取阿是穴、太阳、四神聪及足太阳膀胱经和督脉在头部的经脉循行，用梅花针或七星针施以中等力度叩刺，以局部皮肤有潮红为度，每次 5 ~ 10 分钟，每天 1 次。

（3）电针：取穴同毫针法，针刺得气后，接通电针治疗仪，用连续疏波或疏密波，强度以患者能耐受为度，每次刺激 30 分钟，每天 1 次。

（4）三棱针：取印堂、太阳、百会、大椎、攒竹等穴，头痛剧烈时，以三棱针刺血，每穴 3 ~5 滴，可加拔火罐。

（5）耳针：取枕、颞、额、皮质下、肝阳、神门等耳穴，毫针强刺激，留针时间视头痛缓解情况而定，也可用王不留行籽贴压，嘱患者头痛发作前兆时强力按压，头痛缓解期每天按压 3 ~5 次，每次 3 分钟；顽固性头痛还可行耳背静脉刺血，每周 2 ~3 次。

（6）艾灸：取百会、囟会、风池、风府、头维、神门、内关、阿是穴等穴，温和灸或小艾柱无瘢痕灸，每天 1 次。

（7）刮痧：取颈背部督脉、膀胱经及颈肩部、肩胛骨等部位，采用刮痧专用的牛角板，万花油作润滑剂，用力刮拭患者上述部位，由上而下、由内而外顺次刮拭，刮至皮肤出现潮红为度，每周 1 次。

（8）经络腧穴按摩：先在所有压痛点和头部按摩5～10分钟。阳明头痛按压印堂、风府、合谷；少阳头痛按压风池、太阳、列缺、侠溪；太阳头痛按压天柱、风府、后溪；厥阴头痛按压百会、太冲、合谷；全头痛按压百会、天柱、风池；头痛伴头晕者按压百会、率谷、内关、照海、风池、攒竹、阳白、合谷、中渚等穴。然后以百会穴为中心，向四周呈放射状刮拭，经过全头穴位和运动区、感觉区、言语区、晕听区、视区、胃区、胸腔区、生殖区等，刮双侧太阳、风池穴，一般5～7天进行1次。

5. 注意事项

（1）针灸调理头痛疗效显著，对某些功能性头痛能够达到治愈的目的。对器质性病变引起的头痛，针灸也能改善症状，但应同时注意原发病的诊治，以免贻误病情。

（2）部分患者由于头痛反复发作，迁延不愈，故易产生消极、悲观、焦虑、恐惧情绪。在针灸治疗的同时，应给予患者精神上的安慰和鼓励。

（3）患者在治疗期间，应禁烟酒，适当参加体育锻炼，避免过劳和精神刺激，注意休息。

二 高热

1. 高热的概念

高热是体温超过39℃的急性症状。高热属中医学“壮热”“实热”“日晡潮热”等范畴。

2. 高热的原因

高热大多由急性感染性疾病所引起，如病毒、细菌、立克次体、螺旋体、深部真菌感染等疾病，变态反应性疾病、结缔组织病、血液病、恶性肿瘤、甲亢危象、体温调节中枢功能障碍等，亦可引起高热。中医学认为，高热的原因常为外感六淫、疫毒之邪，或因情志、劳倦所伤等所致诸种疾病，尤其是各种传染病、时行病、疮疡类疾病、内脏瘴热类疾病均可导致。外感发热多是六淫、疫疠之邪侵袭，人体不能战胜外邪而发病。正邪相争，风、暑、燥、火等阳邪易从火化，阳气亢奋，即“阳盛则热”；而寒、湿等阴邪易郁阻阳气的运行，即“郁阳发热”；或瘀血、饮食、七情内伤而致阴阳气血脏腑功能失调。

3. 高热的表现

（1）体温在39℃以上，并持续数小时以上不退者，或体温下降后，又逐渐升高。

（2）伴有面赤，心烦口渴；或咽喉有腐烂白点，颈项肿胀；或咳喘胸痛，痰多黄稠；或小便黄赤、频急涩痛；或大便秘结或腹泻黄臭稀水，腹胀满，腹痛拒按，烦躁谵语；或斑疹隐隐。

（3）白细胞计数能反映人体对致病因素特别是感染的反应状态，临床上根据白细胞总数和中性粒细胞的增减可协助诊断。

4. 高热的针灸处理方法

高热的针灸处理以清泻热邪为基本原则。取穴以督脉、手阳明经穴及井穴为主。

（1）毫针：取大椎、曲池、合谷、外关、鱼际、十二井穴或十宣等穴，毫针刺，泻法，留针 30 ~ 60 分钟，间歇行针。

（2）三棱针：取大椎、曲池、委中、十宣或十二井穴，针刺前医者先用手指推按患者指根至指尖，使血液积聚于指尖针刺部位，继而用左手拇、食指夹紧患者手指，右手持针，对准穴位，刺入 0.2 ~ 0.5cm，随即迅速退出，轻轻挤压针孔周围，使出血少许，然后用消毒棉球按压针孔，每天 1 次。

（3）耳针：取耳尖、神门、肾上腺等耳穴及耳背静脉，耳尖、耳背静脉用三棱针点刺出血，余穴用毫针浅刺，强刺激，留针 15 ~ 30 分钟，每周 1 ~ 2 次。

（4）穴位注射：取曲池、风门、足三里等穴，选用柴胡注射液、银黄注射液、鱼腥草注射液，每次每穴注射 1 ~ 2ml，每周 1 ~ 2 次。

（5）刮痧：选穴在脊柱两侧，重点在相应病变脏腑的腧穴，病人取直立位或平坐位，用特制刮痧板，亦可用瓷匙蘸取油或清水，刮脊椎两侧和背俞穴至皮肤成红紫色为度，每天 1 次。

5. 注意事项

（1）针灸退热有很好的效果，尤其是三棱针法，可以作为处理高热的措施之一。但应查明病因，明确诊断，针对病因进行治疗。效果不显著，应结合其他方法综合治疗。

（2）高热、汗多者应多饮糖盐水，以补充电解质，饮食宜清淡，易于消化，忌油腻、辛辣厚味、鱼虾等。

三 晕厥

1. 晕厥的概念

晕厥是以突发而短暂的意识丧失、四肢厥冷为主症的病症。晕厥属于中医学“厥证”范畴。厥证之名首见于《黄帝内经》，历代文献多有论述。由于病因不同，临床表现各异，其名称有气厥、血厥、痰厥、寒厥、热厥、暑厥、尸厥、秽厥、色厥、肢厥、蛔厥、食厥、尿厥等数十种之多。现代医学中，多见于一过性脑缺血、脑血管痉挛、体位性低血压、低血糖昏迷、癔症性昏迷以及外伤、情志等各种原因引起的晕厥（反射性晕厥、心源性晕厥、脑源性晕厥）等。

2. 晕厥的原因

晕厥的发生常与暴怒、猝受惊恐、跌仆创伤、劳倦过度、久病虚弱、失血过多、素体元气不足等因素有关。暴怒伤肝，气逆而上，致阴阳气不相顺接而发为厥；瘀血内阻，闭阻经络，瘀塞心窍，营卫不通，加之情志刺激，阴阳气血不能顺接而发为厥；痰阻中焦，气机不利，恼怒气逆，痰随气升，清阳被阻，可发为厥；失血过多，气随血脱，阳随阴消，神明无主，可发为厥；饮食劳倦，阴阳气血暗耗，脑窍失养，发为厥；外感六淫或秽恶之邪，气机逆乱，发为厥；疼痛伤气，可导致气机逆乱而发为厥。本病病位在脑，涉及五脏六腑，与心、肝关系密切。基本病机是气机逆乱，神窍受扰；或气血不足，脑窍失养。

3. 晕厥的表现

（1）发病前常有先兆症状，如面色苍白、恶心、汗出、心动过速、头晕、视物模糊和全身不适等；继而出现意识丧失并可跌倒，常伴血压下降及脉搏缓慢减弱，可发生尿失禁，罕有大便失禁；发作之后出现乏力、头痛和头晕等症状，但意识多在 20～30 秒内完全恢复，多不留后遗症。

（2）发病前常有明显的情志刺激史，或有大出血病史，或有暴饮暴食史，或有痰盛宿疾。应了解既往有无类似病症发生，注意询问发作时的体位、持续时间及昏厥前后的表现。

（3）必要时进行血生化指标、血压监测、脑电图、脑干诱发电位、心电图、颅脑 CT 或 MR 等检查，有助于诊断。

4. 晕厥的针灸处理方法

晕厥的针灸处理方法以苏厥醒神为基本原则。取穴以督脉穴为主。

（1）毫针：取水沟、百会、内关、足三里、合谷、风池、十宣或十二井穴等穴，毫针刺，平补平泻，可快速大幅度提插捻转，产生强烈的酸、胀、痛或触电感，以患者苏醒为度。

（2）电针：取穴同毫针法，针刺得气后，接通电针治疗仪，选择连续波，强刺激直至病人苏醒，此法适用于实证。

（3）艾灸：取百会、内关、关元穴，温和灸法，点燃艾条，与穴位距离 2～3cm，直至病人苏醒，神态恢复正常为度，本法适用于虚证。

（4）耳针：取心、皮质下、肾、神门、肾上腺、肝、脾、内分泌等耳穴，毫针刺法，实证用强刺激，虚证弱刺激，直至苏醒。

（5）三棱针：取太阳、十二井穴或十宣，用三棱针点刺放血数滴，适用于实证。

（6）经络腧穴按摩：取水沟、内关、太冲等穴，用拇指重力掐按，以患者出现疼痛反应并苏醒为度。

5. 注意事项

（1）晕厥是临床上常见的危急重症，应紧急救治。对于情绪激动、外伤疼痛引起的晕厥或者癔病性晕厥，针灸效果良好，对于其他原因引起者，针灸可作为应急辅助治疗。

（2）在针灸救治晕厥的同时，应详细检查，明确诱因及原发病，以便采取综合救治措施。

四 虚脱

1. 虚脱的概念

虚脱以突然面色苍白、大汗淋漓、四肢厥冷、表情淡漠，或烦躁不安，甚则昏迷，二便失禁，血压下降，脉微欲绝为主要特征。西医学中，虚脱多见于各种原因引起的休克，现代医学认为，有效循环血容量的减少导致组织灌注障碍而缺血、缺氧，引起休克。本病属中医“脱证”的范畴。

2. 虚脱的原因

中医学认为，虚脱多由大量出血，大吐、大泻，或因六淫邪毒，情志内伤，药物过敏或中毒，久病虚衰等严重损伤气血津液，致脏腑阴阳失调，气血不能供养全身所致。甚者导致阴阳衰竭，出现亡阳亡阴之危候。虚脱病本在五脏，基本病机是阴不敛阳，阳不固阴，阴阳欲离欲绝。

3. 虚脱的表现

有各种原因造成的出血、大量失液、烧伤、严重创伤或感染及心排出量减少的病史。面色苍白，四肢厥逆，汗出淋漓，二便失禁或少尿，神情淡漠或烦躁不安，甚则昏迷，脉微欲绝或脉动紊乱。血压下降，四肢湿冷，皮肤和口唇黏膜苍白，晚期出现紫绀，甚至出现瘀斑。可针对性地检测血气分析、血液流变等指标。

4. 虚脱的针灸处理方法

虚脱的针灸处理以回阳固脱、调节阴阳为基本原则。取穴以任脉、督脉、手厥阴心包经为主。

（1）毫针：取神阙、关元、气海、素髎、百会、内关、足三里、三阴交、涌泉等穴，每次取 3～5 穴，毫针刺法，强刺激，补法或平补平泻法，留针 60 分钟。

（2）艾灸：取神阙、膻中、关元、气海、足三里、百会、涌泉等穴，神阙穴可用隔盐灸，余穴施艾条温和灸，每次 30～60 分钟，至神醒脉复。

（3）耳针：取肾上腺、心、皮质下、神门、枕、肝、肾等耳穴，每次选 3～5 穴，毫针刺法，轻刺激，留针 1～2 小时，亦可用王不留行籽贴压，每穴按压 15～30 秒。

（4）穴位注射：取关元、足三里，用参麦注射液或参附注射液，每穴 1ml。

（5）经络腧穴按摩：取水沟、劳宫、内关、合谷、委中、印堂、百会、肩井、膻中、期门、心俞、脾俞、风池等穴，掐水沟、劳宫，拿内关、合谷、委中穴，按压印堂、百会、太阳、肩井，患者苏醒后，继以按揉膻中、期门，每穴 1 分钟，按揉心俞、脾俞，每穴 1 分钟，拿风池、肩井，每穴各 5 次。

5. 注意事项

虚脱是一种危重病症，应及时抢救，针灸（特别是艾灸）对本病有一定疗效。但必须对虚脱的原发病进行治疗，必要时配合西医抢救方法。

五 中暑

1. 中暑的概念

中暑，古称“中暍”“中热”，俗称“发痧”，是盛夏季节突发于高温环境中的一种急性外感热病，以高热、汗出、心慌、头晕、烦躁，甚则神昏、抽搐等为主症。根据不同的临床症状，尚有不同的命名，如见头晕、头痛、懊侬、呕恶者称“伤暑”；猝然昏倒者称“暑厥”；抽搐者称“暑风”“暑痫”等，都属于中医“暑证”范畴。

2. 中暑的原因

本病的发生多因盛夏酷暑时节冒暑劳作、远行或高温作业，或年老体弱者在通风不良之处，或因睡眠不足，劳倦过度，饮食减少，正气亏虚，复感暑热、暑湿秽浊之邪，轻者郁于肌表，阻遏气机，重者暑热炽盛，内陷心包，蒙闭清窍，或耗气伤津，导致气阴两虚甚则两脱之危候。

3. 中暑的表现

（1）病史：在高温环境下活动及烈日下暴晒头部一定时间后出现不适的病史。

（2）体格检查：①先兆中暑：体温正常或稍高（37.5℃以下），伴大量出汗、口渴、头昏、耳鸣、胸闷、心悸、恶心、无力等；②轻症中暑：体温在 38℃以上，颜面潮红、皮肤干燥灼热或有早期呼吸循环衰竭表现，如面色苍白、四肢冰冷、恶心呕吐、血压下降、脉搏细数等；③重症中暑：体温在 40℃以上，皮肤干燥无汗，可出现高热、昏迷、四肢痉挛抽搐、皮肤黏膜或消化道出血、循环衰竭等危急病症。

（3）辅助检查：血象检查见白细胞数和中性粒细胞数增高，嗜酸性细胞和血小板减少；血液非蛋白氮升高，二氧化碳结合力降低，血纳和血氯降低；尿中可查见蛋白和管型。

4. 中暑的针灸处理方法

中暑的针灸处理以清泻暑热、解暑宁心为基本原则。取督脉、手厥阴心包经、手阳明大肠经和足阳明胃经经穴等穴。

（1）毫针：取水沟、百会、大椎、曲池、合谷、内关、足三里、曲泽、十宣或十二井穴等穴，每次按照病患的严重程度取3～5穴，毫针刺法，虚补实泻，留针15～30分钟，以患者脑神清醒为度。

（2）三棱针：取十宣、曲泽、大椎、委中、金津、玉液等穴。常规消毒后，以三棱针点刺放血，或大椎加拔罐。对轻症中暑，刺血后挤出数滴血，片刻诸症即可消失。重症中暑者每针可挤出紫黑血液0.5～1ml，针后约10分钟患者神志即可转清，继而热退汗出。

（3）刮痧：痧病较重及突然昏倒（即中、重度中暑）者，可采用本法。术者用铜钱、硬币、小瓷勺或骨梳的脊背部位，蘸上食用油或清水，在颈部、脊椎两侧、肘窝、窝等部位，由上而下刮擦，各个部位各刮上2～3行，至皮肤出现紫红色为度。

（4）刺络拔罐：取大椎、肺俞至心俞、肝俞至胆俞等穴，每次取3～5个穴位，皮肤消毒后用七星针叩刺皮肤至局部潮红，少量渗血为度，再以已经过消毒处理的气罐进行吸拔，以5～15分钟为宜，每穴拔罐出血量以5～15ml为宜，且拔后患处变紫黑色为好。取下罐子后，刺血处用消毒干棉球擦拭干净，用乙醇再次消毒。

（5）耳针：取耳尖、神门、肾上腺、皮质下、心、枕等耳穴，毫针浅刺，强刺激，留针20分钟，耳尖点刺放血。

（6）经络腧穴按摩：轻症中暑，可取足三里、大椎、曲池、合谷、内关五穴，以单手拇指或双手指顺该穴经络走向，由轻至重在该穴位上掐压，缓慢疏推和点按穴位，反复进行3～5分钟，以局部产生酸、麻、痛、胀感为度；重症中暑，除上述穴位按摩外，另增加水沟、十宣、委中、阳陵泉、少冲五穴，以点掐、按压为主，每穴点掐、按压3～5分钟。

5. 注意事项

（1）中暑发病急骤，变化快，需及时抢救。首先是离开高温环境，将患者移到阴凉通风处，再施以急救。

（2）针灸治疗中暑疗效显著，方法简便，可作为急救的首要措施。危重病例应严格观察病情变化，采取综合措施治疗。

（3）夏季应做好防暑降温工作，备用清凉饮料，保持室内通风，注意劳逸结合。

六 痛经

1. 痛经的概念

痛经是指经期或行经前后出现的周期性小腹疼痛。以青年女性较为多见。现代医学一般将痛经分为原发性和继发性两种。原发性痛经系指生殖器官无明显异常者，又称功能性痛经；继发性痛经多继发于生殖器官的某些器质性病变，如子宫内膜异位症、子宫腺肌病、慢性盆腔炎、子宫肌瘤等，又称器质性痛经。本病属中医学“经行腹痛”“经来腹痛”“月水来腹痛”“少腹坚痛”“月水刺痛”“经事欲行”“脐腹绞痛”等范畴。

2. 痛经的原因

中医学认为，痛经的发生与受寒饮冷、情志不调、起居不慎、先天禀赋、久病体虚等因素有关。或因情志抑郁，肝气不舒，气机不利，气滞血瘀，冲任受阻，以致行经不畅；或因寒湿之邪客于胞宫，阻遏气机，以致气血不畅，“不通则痛”；或因先天禀赋不足、起居不慎致脾胃虚弱、慢性耗损、久病体弱等导致气血虚弱，血海空虚，冲任失养，“不荣而痛”，导致痛经的发生。本病病位在胞宫，与冲、任二脉及肝、肾二脏关系密切。究其病机，实证为冲任瘀阻，气血运行不畅，胞宫经血流通受阻，不通则痛；虚证为冲任虚损，胞宫、经脉失却濡养，不荣则痛。

3. 痛经的表现

（1）症状：经期或行经前后小腹疼痛，随着月经周期而发作。疼痛可放射到胸胁、乳房、腰骶部、股内侧、阴道或肛门等处。一般于经期来潮前数小时即已感到疼痛，成为月经来潮之先兆；甚者疼痛难忍，面青肢冷，呕吐汗出，周身无力，甚至晕厥。

（2）体征：原发性痛经患者的妇科检查往往无异常发现。继发性痛经患者的检查结果与引起痛经的原发病有关，如子宫肌瘤患者有子宫的增大，子宫肌腺病患者的子宫均匀增大、呈球形等。

（3）辅助检查：必要时可行妇科检查、盆腔 B 超、腹腔镜、宫腔镜及盆底造影等检查。

4. 痛经的针灸处理方法

痛经的针灸处理以虚补实泻、调经止痛为基本原则。取穴以任脉、足太阴脾经经穴为主。

（1）毫针：取三阴交、关元、地机、十七椎、次髎、太冲、足三里等穴，毫针刺，虚补实泻，发作期每天 1～2 次。

（2）艾灸：取神阙、关元、三阴交、地机、脾俞、肾俞等穴，每次选 3～5 穴，可选用艾条灸、隔姜灸及隔药灸等。①艾条灸：点燃艾条，依次在穴位上方距皮肤约 2cm 处实施温和灸或雀啄灸，每穴灸 10～15 分钟，每天 1 次；②隔姜灸：将鲜生姜切成厚约 0.3cm 的生姜片，用针扎孔数个，置施灸穴位上，用大中艾柱点燃放在姜片中心施灸，若患者有灼痛感可将姜片提起，使之离开皮肤片刻，旋即放下，再行灸治，反复进行，以局部皮肤潮红湿润为度，每次施灸 5～10 壮；③隔药灸：用香附、肉桂、小茴香、炮姜、川芎、红花等药物研成粉末，再用黄酒调为药饼，厚约 1cm，用大艾柱行隔药灸，每穴 3 壮，每天 1 次。此法适用于寒湿凝滞、气滞血瘀型痛经者。

（3）温针灸：取关元、气海、子宫、三阴交、地机、足三里等穴，每次 4 穴，毫针刺法，得气后，将 2～3cm 长艾条插入针柄，点燃艾条施灸，每次 2 壮，约 30 分钟，每天 1 次。适用于寒湿凝滞、气滞血瘀型痛经者。

（4）耳针：取内分泌、内生殖器、肝、肾、皮质下、神门等耳穴，每次选 3～5 穴，毫针中度刺激，留针 15～30 分钟，两耳交替，每日 1 次；也可行埋针、药丸贴压法，嘱患者每天按压 3～5 次，3～5 天更换 1 次。

（5）皮肤针：取腰骶部夹脊穴、次髎、十七椎、阿是穴和下腹部关元、气海、中极、子宫等穴，用梅花针或七星针叩刺，中等强度刺激，以皮肤潮红为度，每次 10～15 分钟，每天 1 次。

（6）穴位注射：取肝俞、肾俞、脾俞、气海、关元、归来、足三里、三阴交等穴，每次 2～3 穴，用黄芪、当归、红花注射液等中药制剂或胎盘组织液、维生素 B_{12} 注射液，每穴注入药液 1～2ml，3 天 1 次。

（7）腕踝针：取下 1、下 2 区。常规消毒后，取 0.30mm×40mm 毫针，腕踝针针刺时，押手绷紧穴位皮肤，右手拇指、食指、中指夹持针柄与皮肤成 30°角，快速刺入皮下，然后轻捻针柄，使针体贴着皮肤浅层，针下有松软感为宜，进针 30mm，后用医用胶布固定，留针 2～3 天。

（8）经络腧穴按摩：取阿是穴、命门、肾俞、关元俞、气海、子宫、三阴交、足三里、地机等穴，每穴按压约 30 秒，每天 1 次。

5. 注意事项

（1）针灸对原发性痛经有显著疗效。治疗宜从经前 3～5 天开始，直到月经期末。连续治疗 2～3 个月经周期。一般连续治疗 2～4 个周期能基本痊愈。

（2）对继发性痛经，运用针灸疗法减轻症状后，应及时确诊原发病，施以相应治疗。

（3）经期应避免精神刺激和过度劳累，防止受凉或过食生冷。

附录　十四经脉经穴图

1. 手太阴肺经

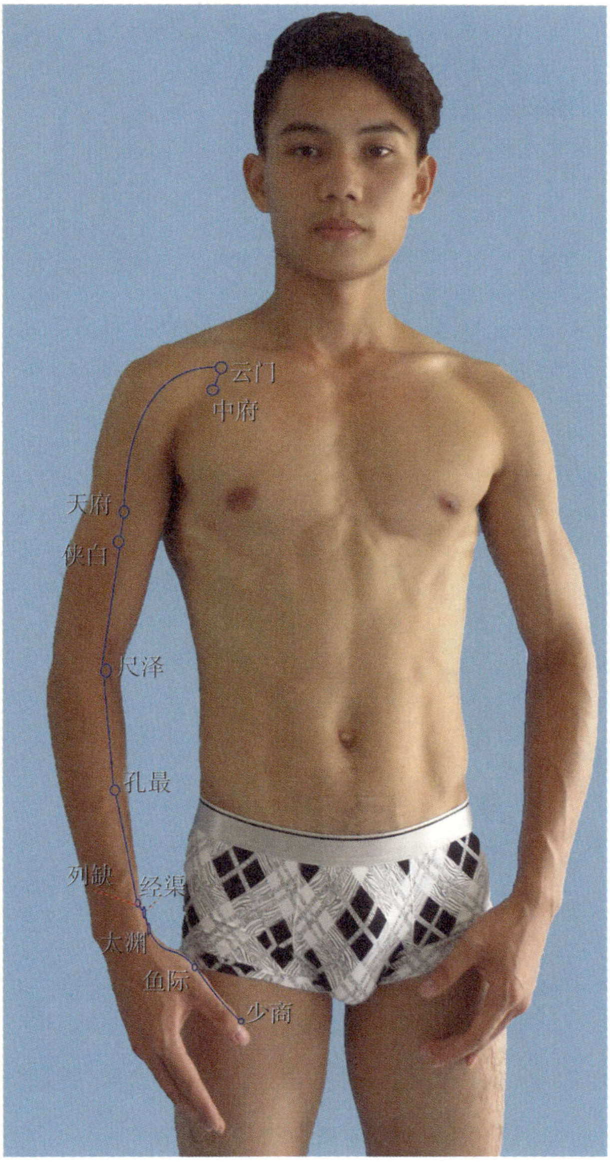

图 F－1　手太阴肺经经穴图

2. 手阳明大肠经

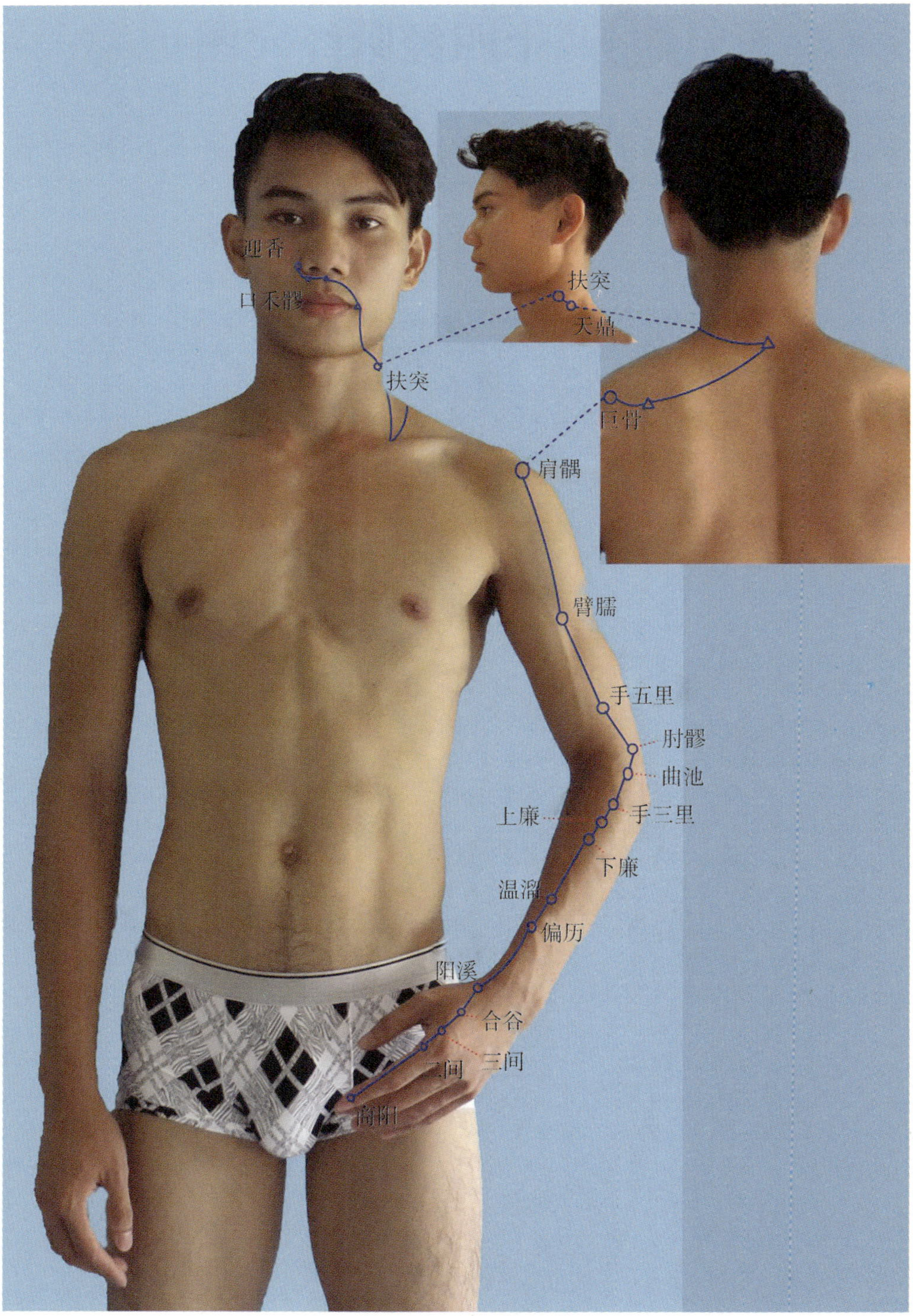

图 F-2 手阳明大肠经经穴图

3. 足阳明胃经

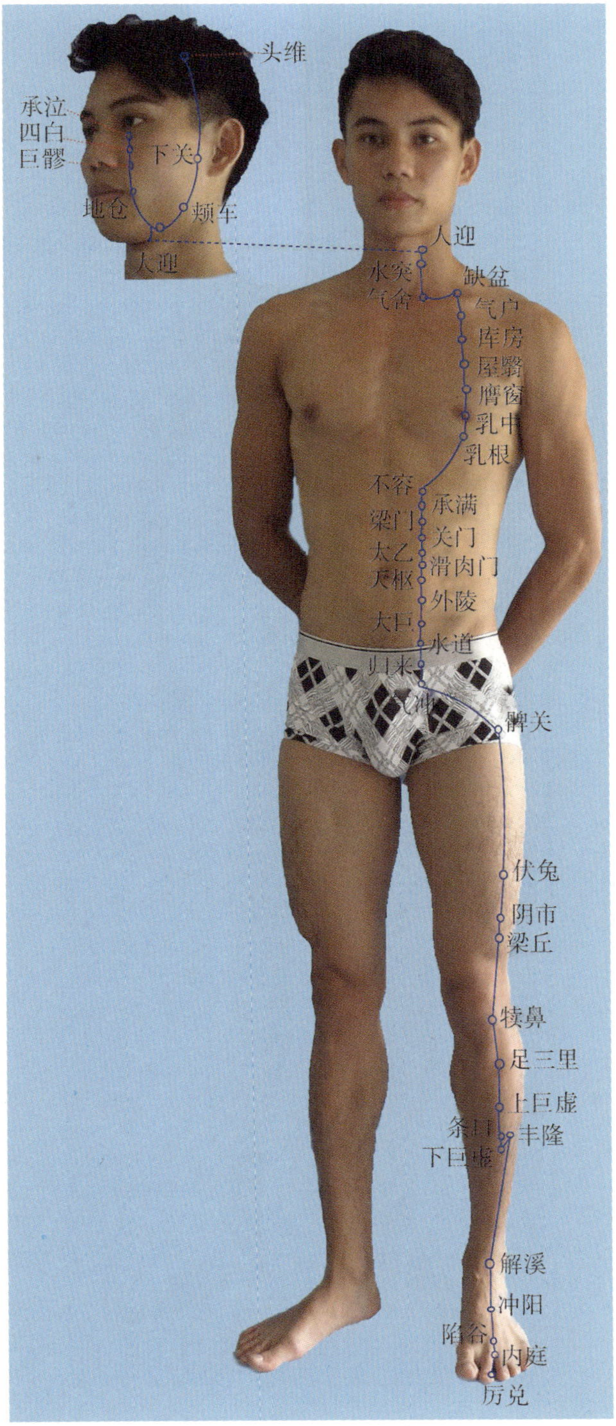

图 F-3 足阳明胃经经穴图

4. 足太阴脾经

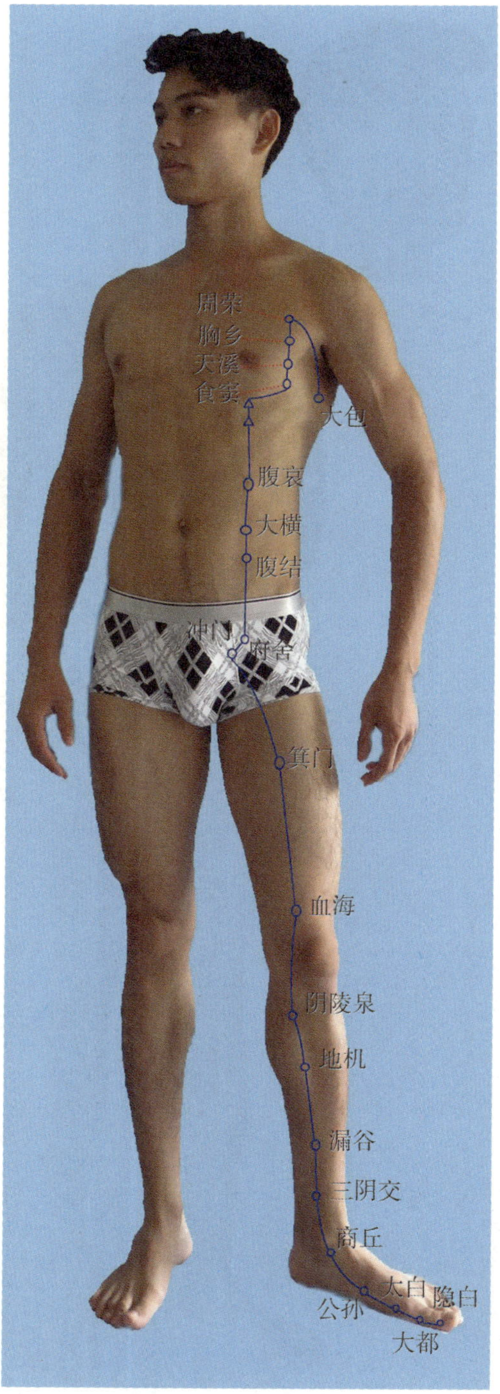

图 F－4 足太阴脾经经穴图

5. 手少阴心经

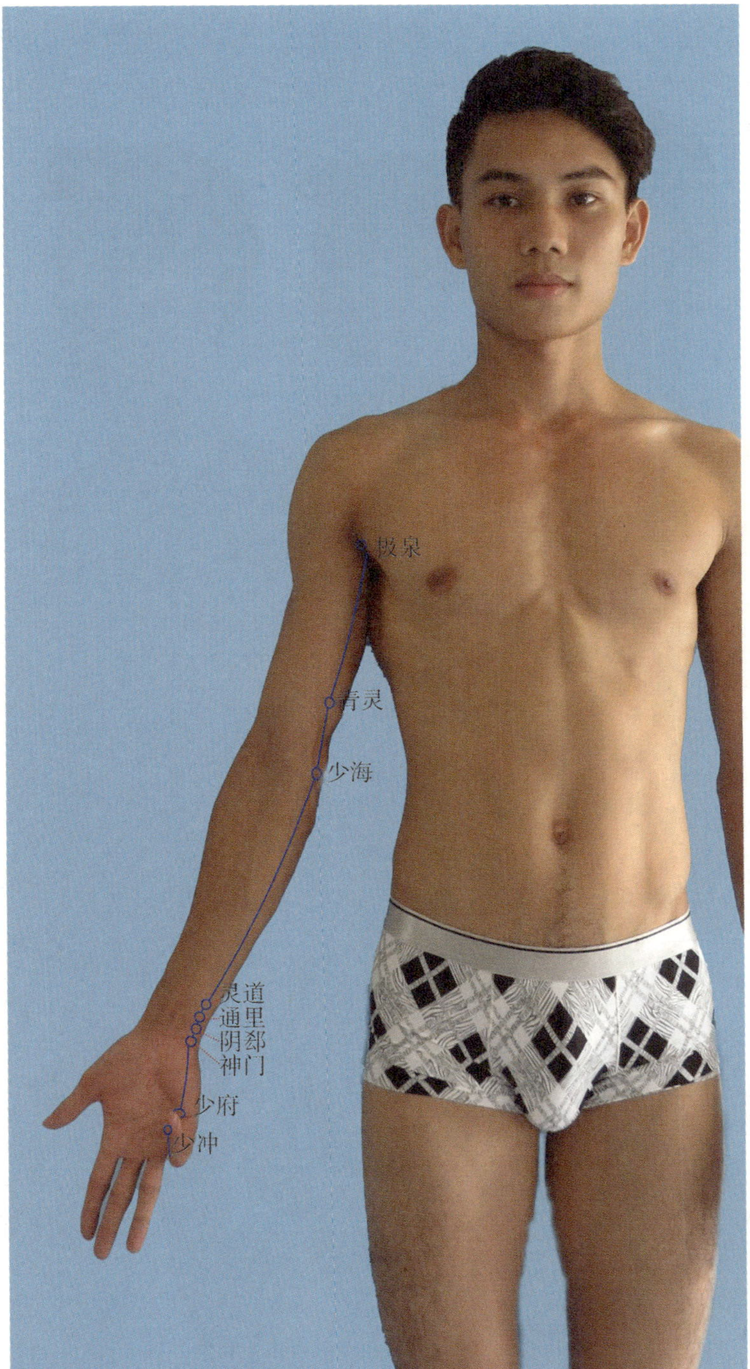

图 F－5 手少阴心经经穴图

6. 手太阳小肠经

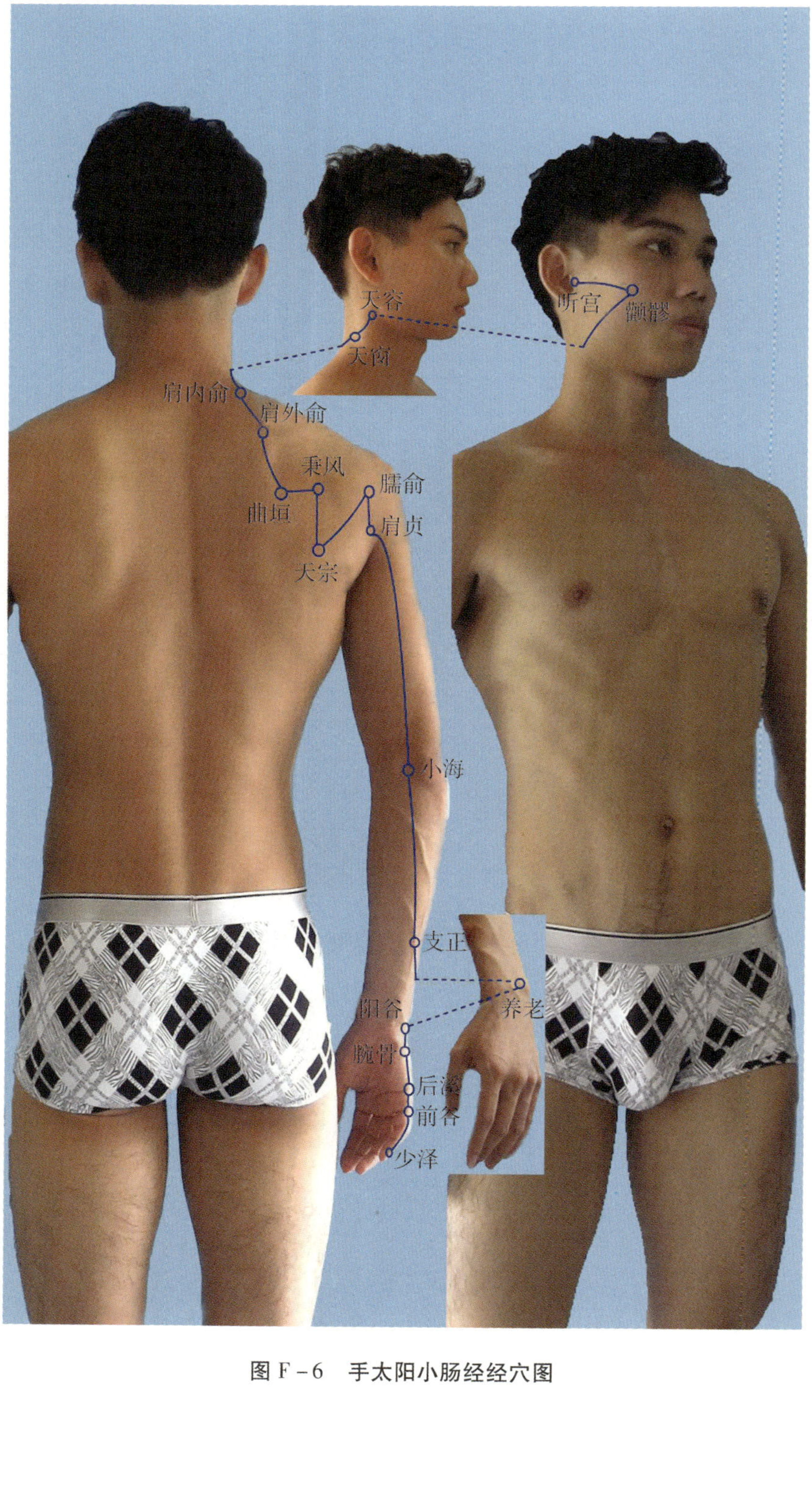

图 F－6　手太阳小肠经经穴图

7. 足太阳膀胱经

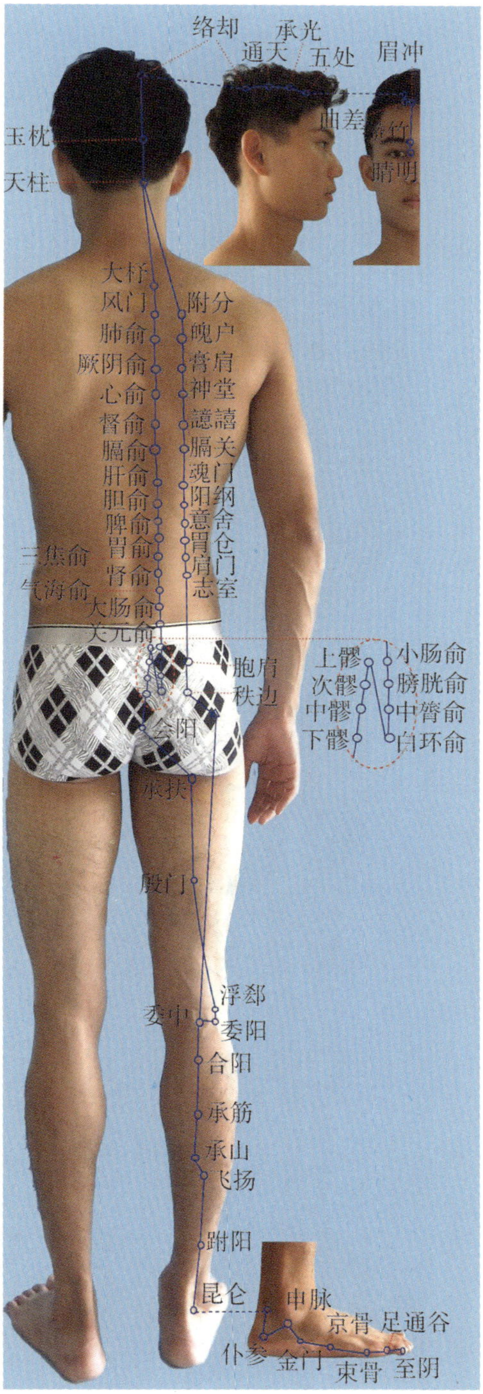

图 F－7　足太阳膀胱经经穴图

8. 足少阴肾经

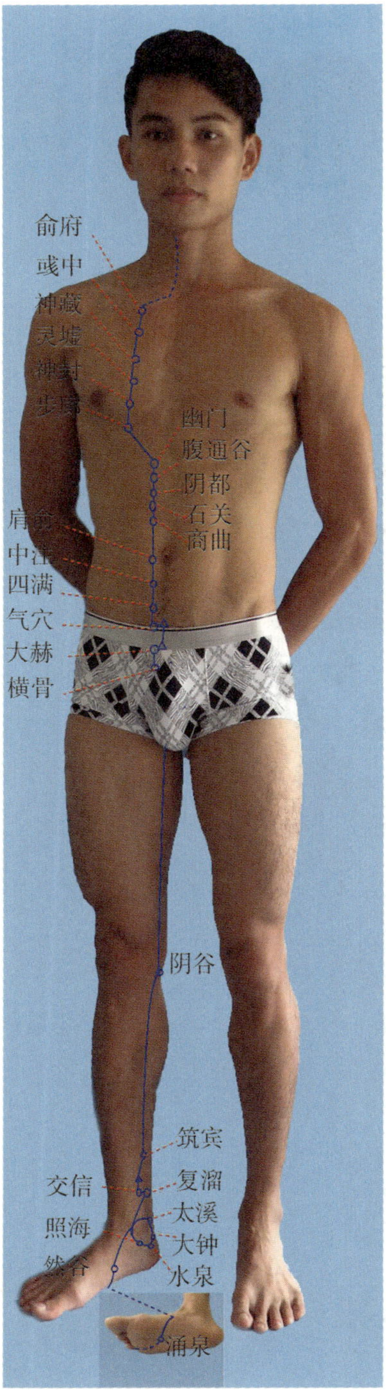

图 F－8　足少阴肾经经穴图

9. 手厥阴心包经

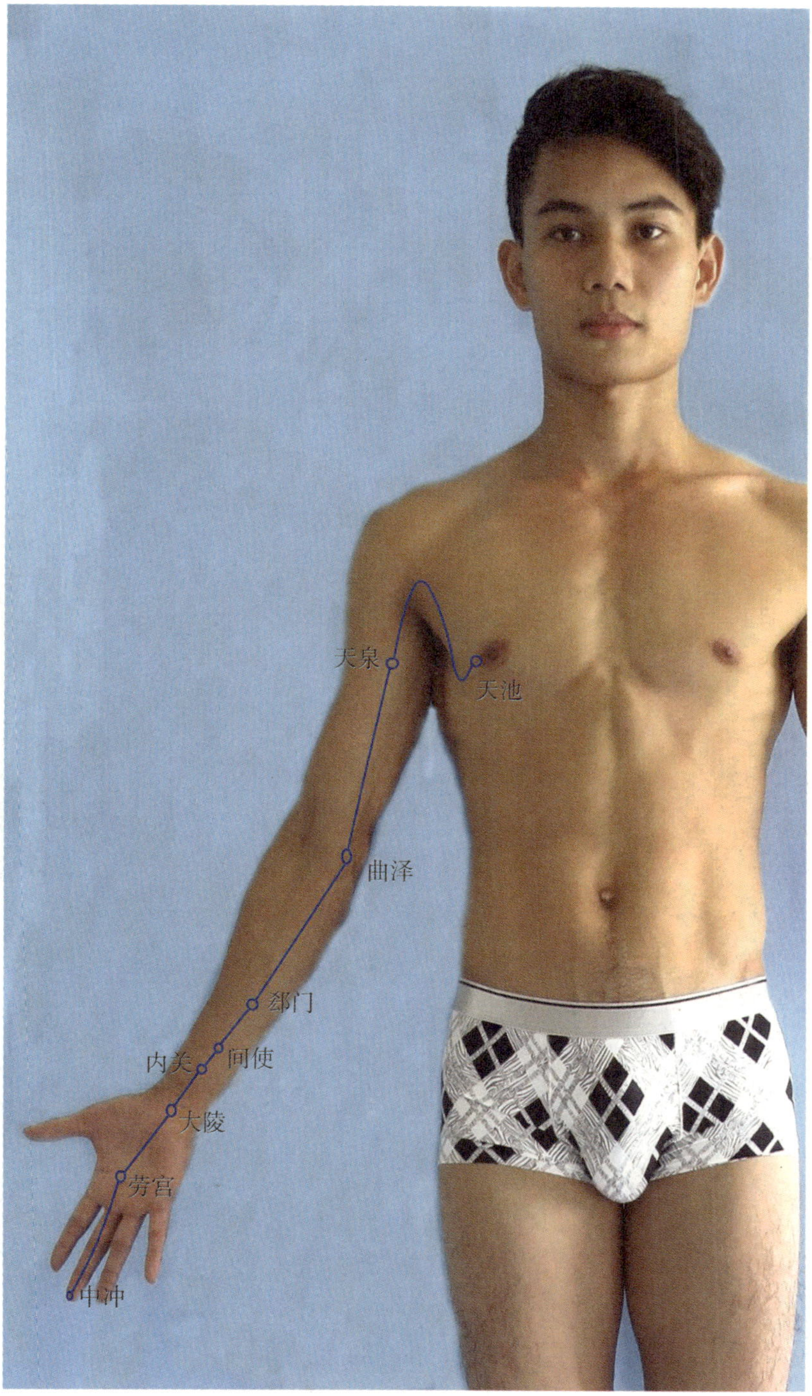

图 F-9 手厥阴心包经经穴图

10．手少阳三焦经

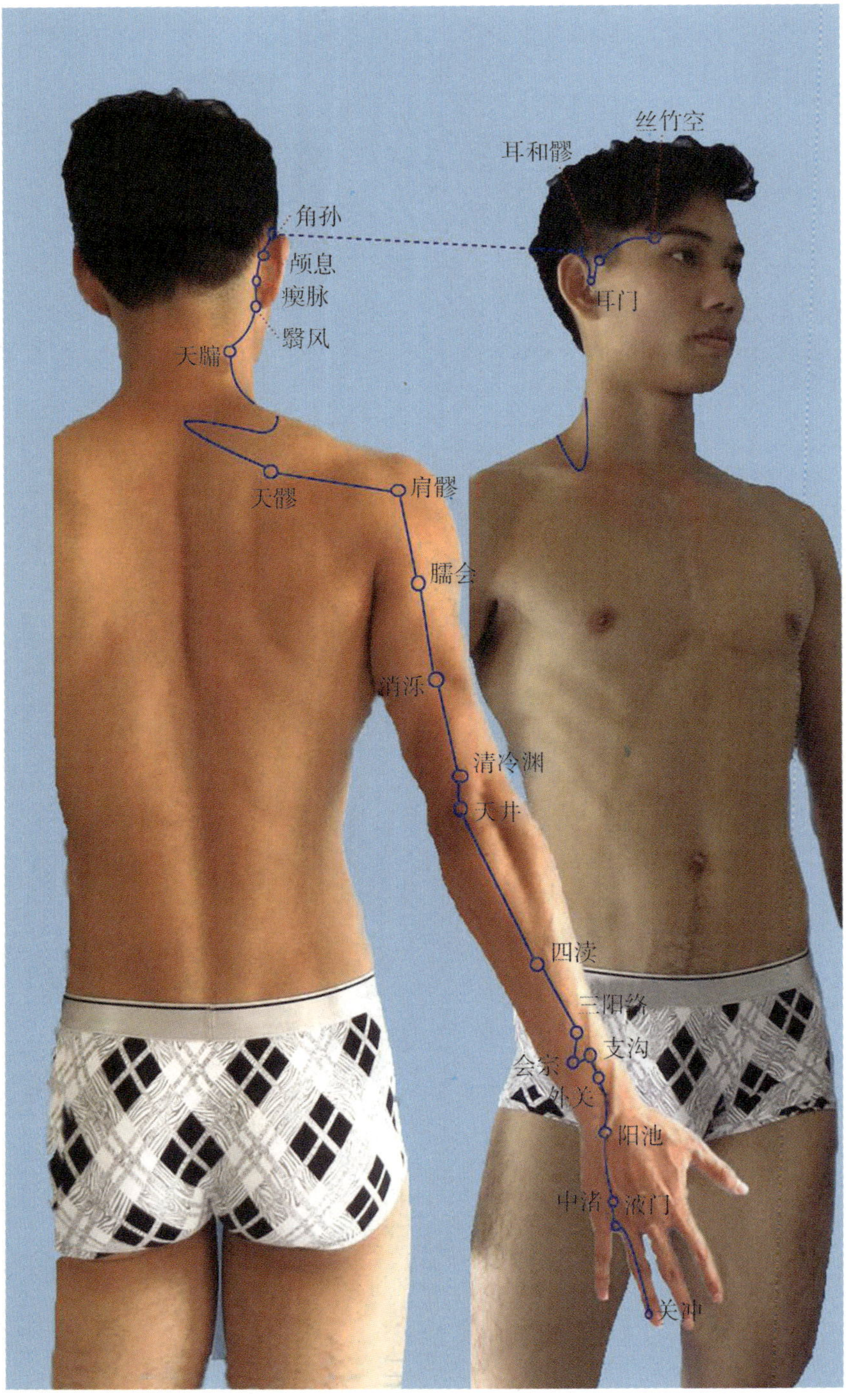

图 F－10　手少阳三焦经经穴图

11．足少阳胆经

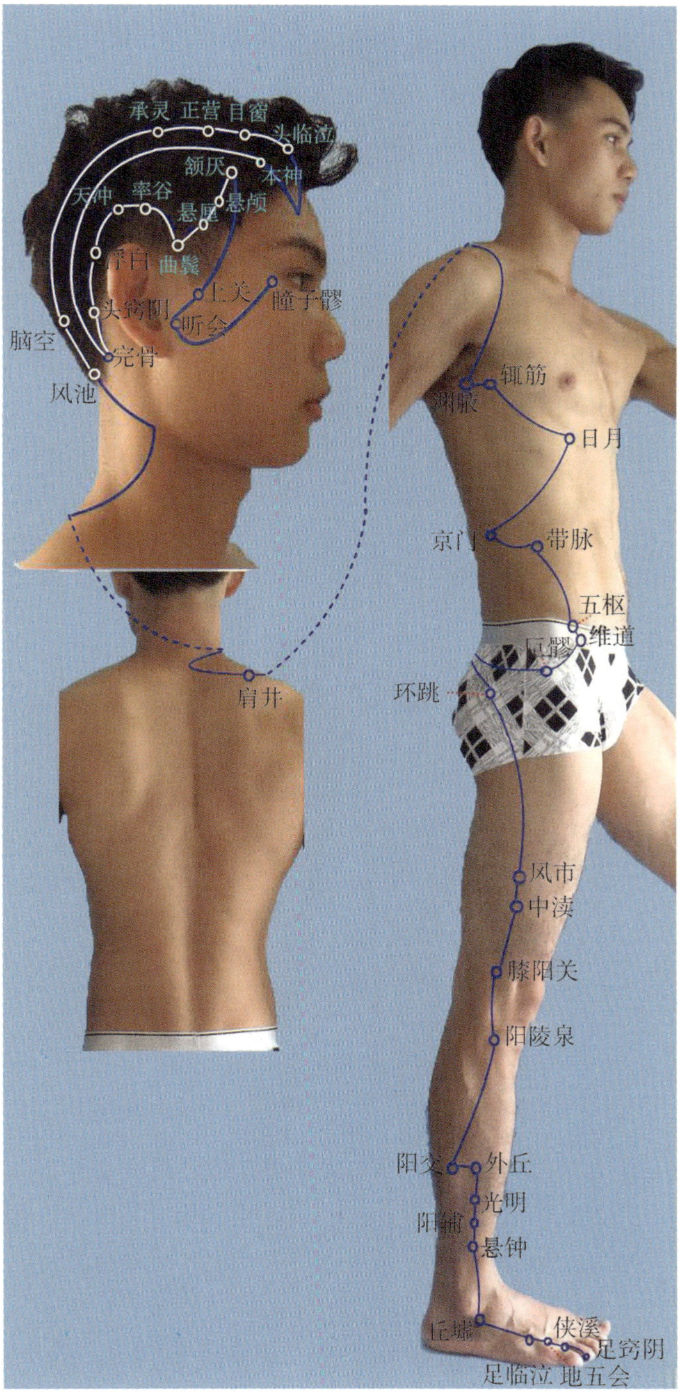

图 F－11 足少阳胆经经穴图

12. 足厥阴肝经

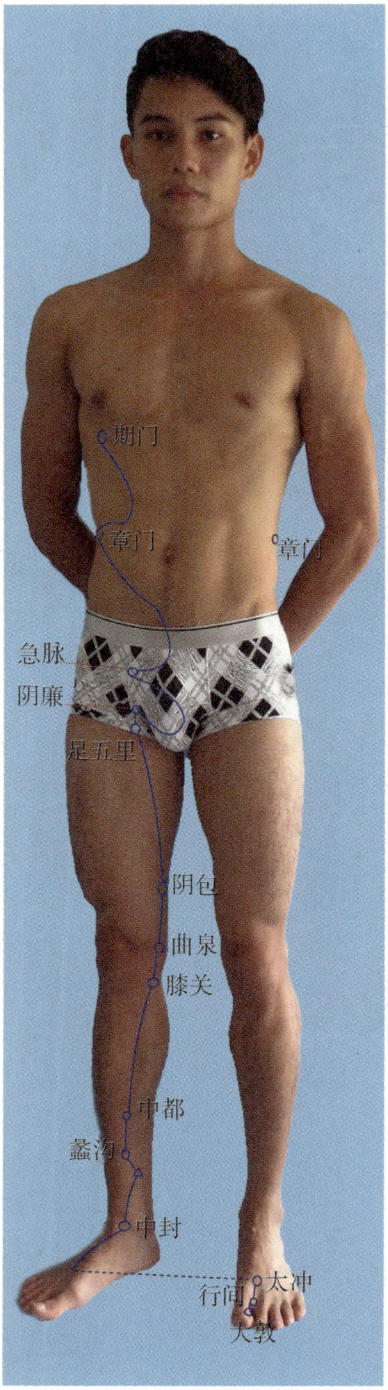

图 F－12 足厥阴肝经经穴图

13. 督脉

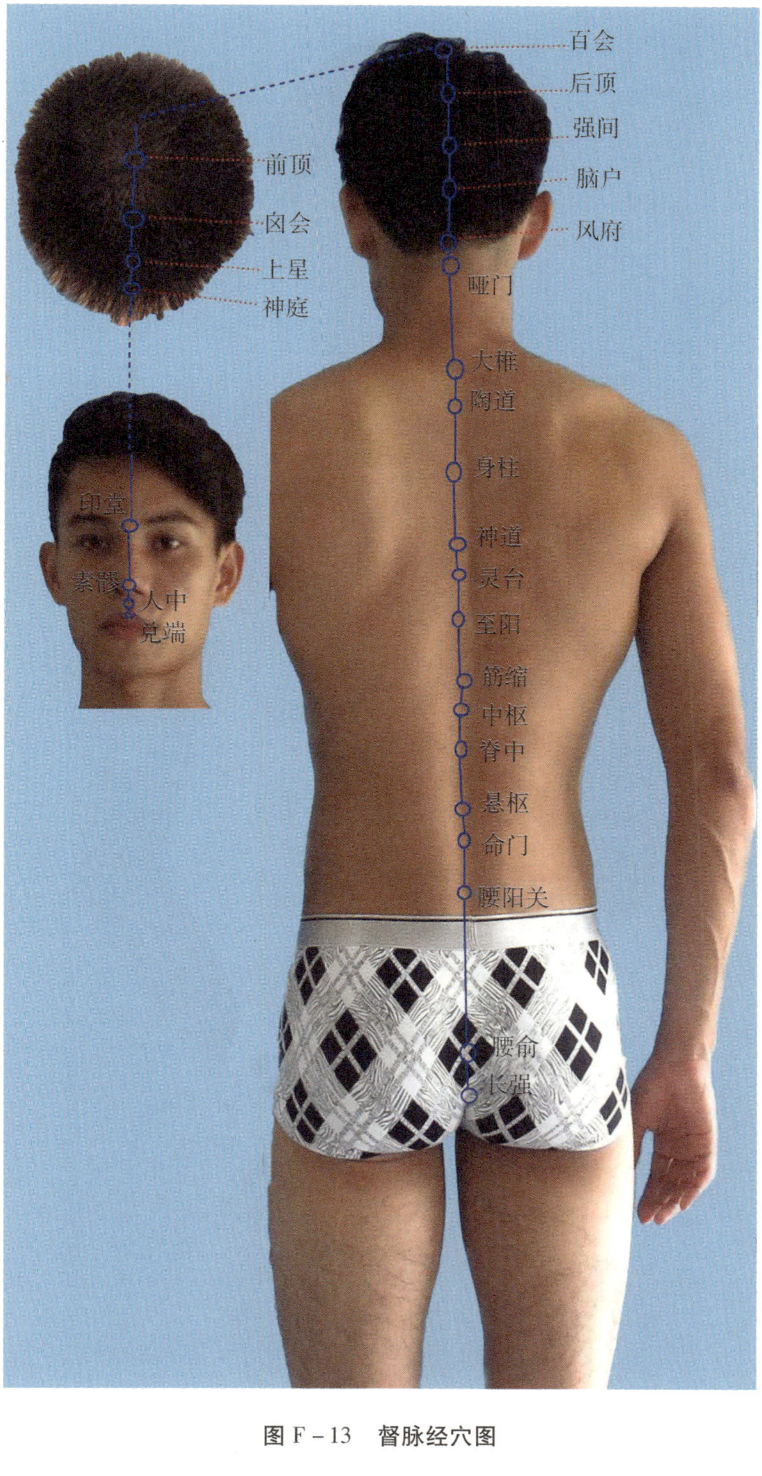

图 F－13 督脉经穴图

14．任脉

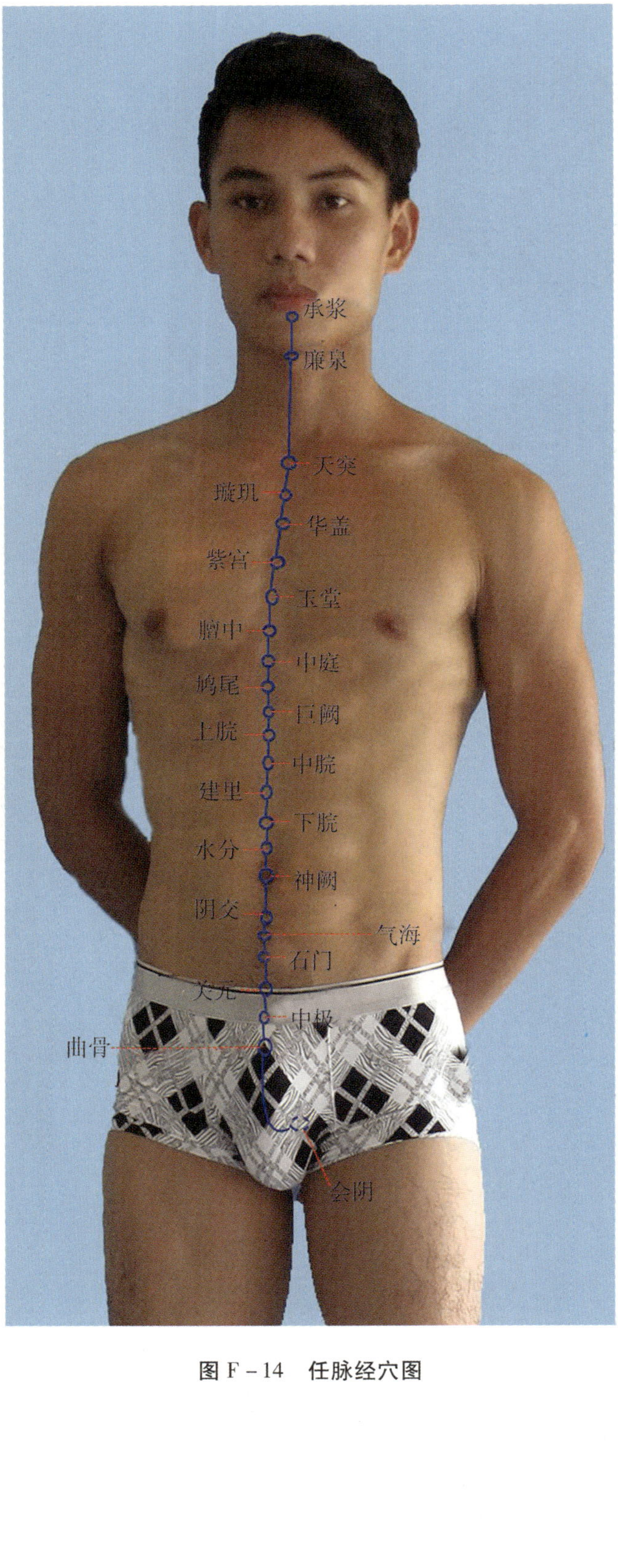

图 F－14　任脉经穴图